運動のつながりから導く
肩の理学療法

編集 ▶ **千葉慎一** 昭和大学保健医療学部
理学療法学科

文光堂

■執筆者一覧（執筆順）

千葉慎一	昭和大学保健医療学部理学療法学科
上原大志	豊見城中央病院整形外科
鈴木　昌	昭和大学藤が丘病院整形外科
小原賢司	昭和大学江東豊洲病院整形外科
西中直也	昭和大学藤が丘病院整形外科
出井彩子	昭和大学横浜市北部病院リハビリテーション室
高橋裕司	昭和大学保健医療学部理学療法学科
三浦雄一郎	伏見岡本病院リハビリテーション科
尾﨑尚代	昭和大学保健医療学部理学療法学科
柿崎藤泰	文京学院大学保健医療技術学部理学療法学科
鈴木貞興	あそか病院リハビリテーション科
上田泰久	文京学院大学保健医療技術学部理学療法学科
神原雅典	昭和大学保健医療学部理学療法学科
庄司　博	昭和大学藤が丘病院リハビリテーション室
中図　健	通所介護なかずリハビリテーションセンター
嘉陽　拓	横浜つづき整形外科
田村将希	昭和大学藤が丘リハビリテーション病院リハビリテーションセンター
田中　洋	信原病院・バイオメカニクス研究所

序

　すでに皆さんもご承知のように，肩関節の運動は複雑です．そのため，肩関節の運動機能を理解するためには，複数の関節の機能や各関節間の「運動のつながり」を理解する必要があります．私自身は1992年に昭和大学藤が丘リハビリテーション病院に入職した時に，「運動のつながり」という考え方をはじめて知りました．当時の昭和大学藤が丘リハビリテーション病院は技士長である山嵜勉先生のもと，入谷誠先生は足，福井勉先生は膝，山口光國先生は肩の分野でそれぞれ活躍されている時で，私は入谷先生のもとで足底板を学ばせて頂くことになりました．私は入谷先生の足底板療法を通して，足から膝，股関節，腰，肩甲帯というような，下から上に遡っていく「下肢から見た運動のつながり」の概念を学びました．この時期の経験が，今現在でも私の理学療法に対する考え方の基本となっています．

　私は1998年からは山口先生のもとで肩関節を学ばせて頂き，今現在に至っております．その頃の山口先生の肩関節疾患に対する治療は，肩関節に対するアプローチは当然ですが，下肢や体幹のストレッチや前腕の運動など，肩関節以外の部分に対するアプローチを盛んに行っておりました．「肩関節の治療のために下肢や体幹のストレッチをする」，このような考えは今では当たり前のことになっておりますが，当時は一風変わったやり方として捉えられていました．しかし，多くの患者さんが山口先生の治療で良くなっていく場面を見ていく中で，私は「なぜ，体幹をストレッチすると肩が挙がるようになるのか？」「なぜ，下肢をストレッチすると肩が挙がるようになるのか？」など，それらの理由を追及するようになりました．その作業結果の蓄積が「上肢から見た運動のつながり」という考え方となりました．したがって，「上肢から見た運動のつながり」の考え方は決して私のオリジナルというわけではなく，「下肢から見た運動のつながり」の概念をベースに，沢山の先生方の文献を参考にさせて頂いた内容を私なりの解釈でまとめたものです．

　今回，編集させて頂いた本書『運動のつながりから導く肩の理学療法』では「上肢から見た運動のつながり」という考え方を，「運動のつながり」という概念を共有する昭和大学藤が丘リハビリテーション病院の理学療法士，作業療法士，医師の方々，そして私が「上肢から見た運動のつながり」の考え方をまとめる際に特に参考にさせて頂いた方々に，それぞれが得意とする立場から肩関節について書いて頂きました．著者の皆様方のおかげで，様々な視点から肩関節をより深く考えるための材料になる本を作ることができたと感じております．この場をお借りして心より感謝申し上げます．

　「運動のつながり」という考え方は最近，「運動連鎖」という言葉で広く認知されるようになりました．しかし，臨床現場では，まだ十分に応用できていないのが現状だと思います．本書が肩関節疾患の治療に携わる方々の悩みを解決する糸口となれば幸いです．

2017年4月吉日

千葉　慎一

CONTENTS

1 肩関節障害の評価と理学療法
千葉慎一 **2**

OPA 知っておきたいＸ線画像の診かたのポイント 上原大志 **16**

OPA 知っておきたい超音波画像の診かたのポイント 鈴木 昌 **19**

OPA 知っておきたい診断のポイント ―身体所見のとりかた― 小原賢司，西中直也 **21**

2 肩甲上腕関節の機能に着目した肩の理学療法
出井彩子 **24**

OPA 知っておきたい肩甲上腕関節の動態解析 ―3D-to-2Dレジストレーション法―

高橋裕司 **38**

3 肩甲胸郭関節，肩鎖関節・胸鎖関節の機能に着目した肩の理学療法
千葉慎一 **40**

OPA 知っておきたい上肢挙上時における肩甲骨・鎖骨の運動機能評価のポイント

三浦雄一郎 **56**

4 肩甲上腕リズムに着目した肩の理学療法
尾﨑尚代 **60**

5 胸郭の機能に着目した肩の理学療法
柿﨑藤泰 **72**

$\boxed{\text{OPA}}$ = ONE POINT ADVICE

6 体幹の機能に着目した肩の理学療法
鈴木貞興　**90**

$\boxed{\text{OPA}}$ 知っておきたい頚椎の機能解剖とバイオメカニクス
上田泰久　**112**

7 下肢の機能に着目した肩の理学療法
神原雅典　**114**

8 姿勢調整に着目した肩の理学療法
千葉慎一　**128**

9 肘, 前腕, 手関節の機能に着目した肩の理学療法
庄司　博　**142**

$\boxed{\text{OPA}}$ 知っておきたいヒトの進化と肩 ―上腕の役割の変化―
中図　健　**152**

10 投球動作への応用
嘉陽　拓, 田村将希　**154**

$\boxed{\text{OPA}}$ 知っておきたい投球時の肩関節と肘関節に加わるストレス
田中　洋　**166**

索　引　**170**

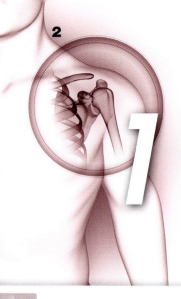

肩関節障害の評価と理学療法

千葉慎一

はじめに

　肩に障害を持つ患者の病態は様々である．病態が異なれば理学療法の方法も異なってくる．患者が持つ病態に対して的確に対応する理学療法プログラムを実施しなければ，症状の改善にはつながらない．本項では筆者が日頃，臨床で行っている肩関節疾患に対する治療方針の決定までの流れ，評価の流れを肩関節運動の特徴を踏まえながら，まとめてみたいと思う．

1 肩関節の運動に必要な全身の機能

　肩関節の運動は解剖学的関節である肩甲上腕関節，肩鎖関節，胸鎖関節と，機能的関節である肩甲胸郭関節，第2肩関節などを含む肩関節複合体，および体幹・胸郭，下肢などが共同して働き遂行される．そのため，肩関節は複数の関節が代償・補償し合っているので，一部の関節に多少の機能障害が存在しても目的の運動を遂行することが可能である．しかし，代償や補償による運動集中により一部の関節に負担が増す分，障害を招き易い一面もある（図1）．
　また，肩関節の運動に関わる肩関節複合体および体幹，下肢の機能的なつながりは図2に示すような階層構造をなしていると考えられる．したがって，肩関節運動に関わる各関節は，それぞれの下層に当たる関節の機能がしっかりしていなければ十分に機能することができない．例えば，腱板は全て肩甲骨から上腕骨に付着しているため，肩甲骨が胸郭上に安定していなければ，その力を発揮することができない．また，肩甲骨周囲筋は全て胸郭や脊柱に起始部を持つため，体幹が安定していなければその力を発揮することができないのである．さらに，体幹・胸郭は骨盤を介して下肢の上に存在するため，下肢機能がしっかりしていなければ，体幹・胸郭もその機能を十分に発揮することができないのである．つまり，土台がしっかりとしていなければ，その上に載っている関節は安定した機能を発揮できないということであり，肩甲上腕関節以外の機能障害が肩関節疾患を招く原因となり得るのである．

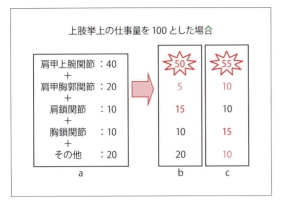

図1 肩関節複合体による代償・補償
上肢挙上に必要な仕事量を100とすると，肩関節複合体および体幹・胸郭，下肢がそれぞれ分担し，100の仕事量をこなす．
a 正常．
b 肩甲胸郭関節の仕事量が減ったため，その分，肩鎖関節や肩甲上腕関節の仕事量が増える．
c 肩甲胸郭関節とその他（体幹・胸郭，下肢など）の仕事量が減ったため，胸鎖関節や肩甲上腕関節の仕事量が増える．
仕事量が増えた関節には負担がかかる．

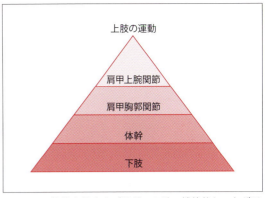

図2 肩関節複合体および体幹，下肢の機能的なつながり
・肩甲上腕関節は肩甲胸郭関節機能が十分に保たれていなければ，本来の機能を発揮できない．
・肩甲胸郭関節は体幹機能が十分に保たれていなければ，本来の機能を発揮できない．
・体幹は，下肢機能が十分に保たれていなければ，本来の機能を発揮できない．

2 評　価

　肩関節疾患を治療するためには，患者の症状が「いつ」「どこに」現れるのか？「何が」痛みのもとなのか？ そして「なぜ」痛みのもとに負担がかかってしまっているのか？ を探らなければならない．その作業が評価であり，評価は問診，痛みの再現（病態診断），機能評価の手順で行う．

A　問診−いつ，どこが痛いのか？−

　医療機関に訪れる患者の多くは一様に肩が痛いとしか表現しない．しかし，患者の話をよく聞くと，「じっとしていても痛い」「洗濯物を干す時に痛い」「洗濯物は干せるが，結帯動作で痛い」など，痛みを感じる動作は様々である．また，同じ動作，例えば結帯動作であっても，肩の後ろが痛いという者もいれば，前が痛いと訴える者もおり，痛みを感じる部位も様々である．症状が現れる動作や部位が違うのであれば，症状を改善するために必要とされる身体機能も異なってくるため，治療方針も変わってくる．後述する痛みの再現や機能評価を効率良く進めるためには，「いつ」「どこに」症状が現れるかを的確に知ることが重要になる．

B　痛みの再現−何が痛みのもとなのか？−

　肩関節の痛みは，ほとんどの場合，肩鎖関節，第2肩関節（肩峰下），肩甲上腕関節（関節包内），結節間溝の4ヵ所で起こる．患者本人の手を肩に当てると，これらの関節は手の平で覆うことができる範囲に収まる．そのため，どの部分の痛みであろうと，患者の表現は一

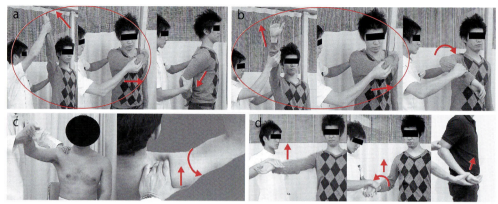

図3 疼痛誘発テスト
a 肩鎖関節に対するストレステスト：肩鎖関節に限局した痛みが誘発される．
b 第2肩関節に対するストレステスト（impingement sign）：肩峰下や前方に痛みが誘発される．
c 関節包内に対するストレス（modified crank test）：肩の内側や後方に痛みが誘発される．
d 結節間溝に対するストレステスト：肩前方に痛みが誘発される．
肩鎖関節に対するストレステストと第2肩関節に対するストレステストの一部はテスト動作が同じであるが，痛みが誘発される場所に明らかな違いがある．

様に「肩が痛い」となる．的確な治療を行うためには，痛みがどの部分から発する痛みなのかを明らかにする必要がある．それを可能にするのが疼痛誘発テストである．テストにより誘発された疼痛が日常感じている症状と同じである場合，テストで再現された状況と類似した状況が日常で繰り返されていることになる．

疼痛誘発テストは「痛みが誘発されたからそのテストが陽性」と判断するのではなく，痛みを感じている場所を確実に突き止めることが重要である．例えば，肩鎖関節に対するストレステストと第2肩関節に対するストレステストの一部はテスト動作は同じであるが，痛みが誘発される場所に明らかな違いがある（図3）．

C 機能評価−なぜ患部に負担がかかったのか？−

次に，「なぜそのような病態を作ってしまったのか？」，その理由について考える必要がある．その作業が機能評価である．前述したように，肩関節の運動に関わる肩関節複合体および体幹，下肢の機能的なつながりは，図2に示すような階層構造をなしている．したがって，肩関節疾患の機能的な原因も各階層ごとに考える必要がある．

1 肩甲上腕関節機能低下を招く要因に対する評価

a）肩甲上腕関節の可動域評価

肩甲上腕関節の可動域の制限因子は主に関節包であるといわれている．関節包は肩甲骨面上，肩甲上腕関節20〜30°挙上，内外旋中間位で全ての部位の緊張状態が均等になる．この肢位を基準肢位とすると，この肢位から内転すると関節包の上方が，挙上すると下方が，内旋および水平内転では後方が，外旋および水平外転は前方が緊張し，可動域の制限因子となる．このような特徴を考慮しながら，基準肢位および下垂位，90°外転位，90°屈曲位での回旋角度の変化を比較することで，大まかではあるが，肩甲上腕関節のどの部分の柔軟性が低下しているかを探ることができる．しかし，臨床では関節包の緊張を感じる以前に筋の

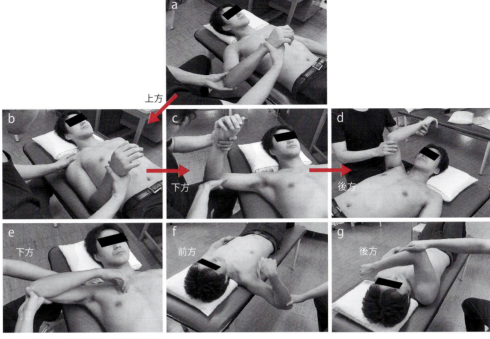

図4 肩甲上腕関節の可動域の確認
a 基準肢位での内外旋．
b 下垂位での内外旋：上方の組織の柔軟性が関与する．
c 外転位での内外旋：下方の組織の柔軟性が関与する．
d 屈曲位での内外旋：後方の組織の柔軟性が関与する．
e 肩甲骨面上における挙上：下方の組織の柔軟性が関与する．
f 水平外転：前方の組織の柔軟性が関与する．
g 水平内転：後方の組織の柔軟性が関与する．

緊張を感じる場合がほとんどであるため，筋の影響も考慮しながら評価を進める必要がある．これらの可動域が十分獲得されていながら最終域までの挙上運動が遂行できない場合は，肩甲上腕関節以外の制限因子が考えられる（図4）．

b）徒手抵抗による疼痛誘発テスト（腱板の機能評価）

肩関節に等尺性抵抗運動を行わせた時の疼痛の有無，場所，筋力，肩甲骨の反応を診ることで，腱板機能や肩甲胸郭関節機能を評価する．運動は基本的に外転，内旋，外旋の3種類を行う．

①痛み

筋収縮を行わせた肢位を問わず，収縮させた筋に痛みを感じる場合は筋自体の収縮による痛み（腱板損傷）である．しかし，肢位を変えることにより痛みが変化したり，収縮させた筋とは別の部位に痛みが現れる場合は，収縮した筋自体の痛みではなく機能的な痛み（腱板機能不全）と判断することができる（図5）．

②肩甲骨の反応

外転，外旋，内旋の等尺性運動を行わせた際に肩甲骨の下方回旋やwingingなどが確認された場合，体表から肩甲骨を徒手的に固定し，再度，等尺性運動を施行する．肩甲骨を固定することにより，疼痛の軽減や，明らかな筋力の向上が認められた場合は，肩甲胸郭関節機

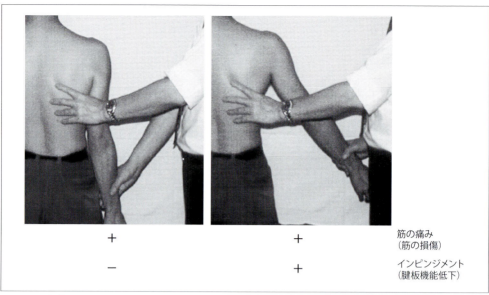

＋	＋	筋の痛み（筋の損傷）
－	＋	インピンジメント（腱板機能低下）

図5 挙上抵抗テスト
下垂位，45°外転位どちらでも痛みが認められる場合は，筋損傷など，収縮した筋由来の痛みである可能性が高い．下垂位で痛みがなく，45°外転位のみで痛みが認められる場合は，腱板機能低下によるインピンジメントの可能性が高い．

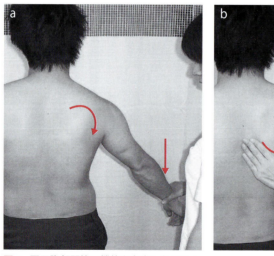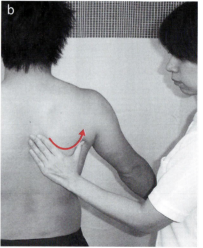

図6 肩甲胸郭関節の機能を考慮したテスト
aのように外転筋力を評価した時に肩甲骨の下方回旋などがみられた場合，bのように肩甲骨の下方回旋を抑制して外転筋力を再度評価する．
肩甲骨を固定することで痛みが消失したり，筋力が向上したりする場合は，肩甲胸郭関節機能不全であると判断できる．

能の低下が疑われる．このような結果が得られた時は，次に肩甲胸郭関節の評価を行う．一方，肩甲骨を固定することで痛みが増強したり，筋力が低下したりする場合は，肩甲上腕関節に問題があると解釈することができる（図6）．

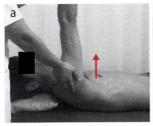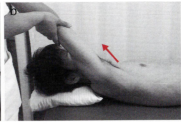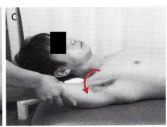

図7　屈曲動作における肩甲骨の可動性の確認
a　屈曲初期における肩甲骨の外転，上方回旋（後傾）の確認．
b　屈曲90°以上での肩甲骨の挙上，上方回旋（後傾）の確認．
c　屈曲最終域における肩甲骨の後傾，下制，内転の確認．

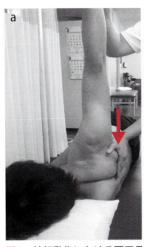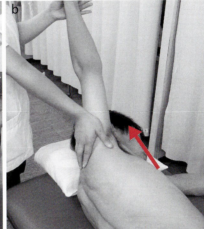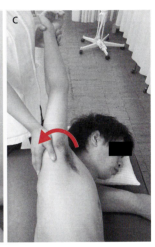

図8　外転動作における肩甲骨の可動性の確認
a　外転初期における肩甲骨の内転の確認．
b　外転90°以上での肩甲骨の挙上，上方回旋の確認．
c　外転最終域での肩甲骨の上方回旋（後傾）の確認．

2 肩甲胸郭関節機能低下を招く要因に対する評価

a）肩甲胸郭関節の可動域評価

　信原は，肩甲骨面上での挙上動作で，肩甲骨は前額面では上方回旋し，矢状面では後傾，水平面では挙上0～90°までは外転し，90°以降は内転すると報告している[1]．また，三浦らは，屈曲と外転では肩甲骨の運動に違いが認められたことを報告している．屈曲では屈曲120°までは肩甲棘内側端が脊柱から離れ，120°以降では脊柱に接近していたのに対し，外転では肩甲棘内側端は初期から脊柱に接近する方向に移動し，90°以降は徐々に脊柱から離れると報告している[2]．以上のことから考えると，屈曲の場合，屈曲角度90°以下の肢位における肩甲骨の外転と上方回旋の可動性，屈曲角度90°以上では挙上，上方回旋の可動性，最終域での下制，内転の可動性をそれぞれ確認することが重要である（図7）．肩関節外転の場合，外転角度90°以下の肢位における肩甲骨内転の可動性，外転角度90°以上での肩甲骨の挙上，上方回旋の可動性，外転角度120°以上（外転最終域）での肩甲骨の下制，内転の可動性を確認する必要がある（図8）．

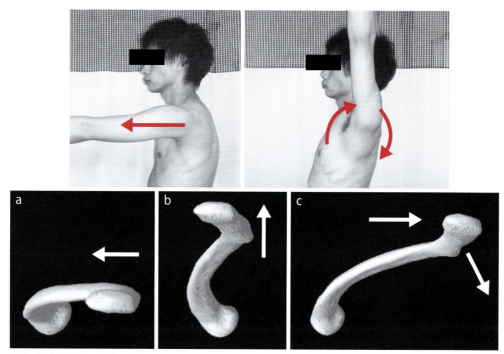

図9　屈曲動作時の鎖骨の運動
a　屈曲初期は肩甲骨の上方回旋は肩鎖関節で起こるため，鎖骨が若干，前方に移動する．
b　屈曲中期からは肩甲骨の上方回旋は鎖骨の上方傾斜によりなされる．
c　屈曲後期では肩甲骨は後傾，下制，内転するため，鎖骨は後退および下制する．

b）鎖骨の機能評価

　上肢挙上時の肩甲骨の上方回旋は，胸鎖関節での鎖骨の上方傾斜と肩鎖関節での肩甲骨の上方回旋とによって構成されている[3〜5]．屈曲運動における鎖骨の運動は，屈曲初期では肩甲骨の外転に合わせ若干前方に移動し，屈曲90°前後から上方傾斜が大きくなり始め，110°前後から後退が始まる（図9）．したがって，屈曲初期における鎖骨の前方移動，屈曲中期以降での上方傾斜，屈曲後期における後退の可動性を確認する必要がある．外転運動では外転初期から鎖骨は後退した肢位から上方傾斜し，外転120°以後は肩鎖関節での肩甲骨の上方回旋が中心となる（図10）．したがって，鎖骨後退の可動性および後退した肢位からの上方傾斜の可動性を確認する必要がある．

c）肩甲胸郭関節の筋力評価

　基本的には肩甲骨周囲筋に対する徒手筋力テスト（MMT）により評価を行う．肩甲骨周囲筋に対するMMTは，教科書的には上肢遠位端に抵抗を加える．しかし，この方法では肩甲上腕関節にも抵抗を加えることになり，肩甲上腕関節に痛みがある患者の場合，痛みの影響により肩甲骨周囲筋に対する正確な評価を行うことが困難である．そこで，筆者は肩甲骨に直接抵抗を加える方法を選択している．

　肩甲骨の固定や運動に関与する筋は全て脊柱や胸郭から肩甲骨に付着している．そのため，肩甲骨周囲筋がその機能を発揮するためには体幹機能が十分に確保されている必要がある．したがって，筋力の評価は肩甲骨周囲筋に対するMMTを体幹固定時と固定なしで比較

1 肩関節障害の評価と理学療法

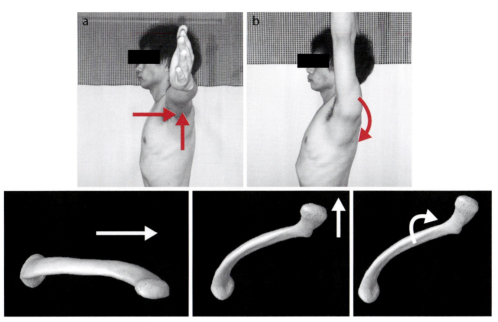

図10 外転動作時の鎖骨の運動
a 外転初期の肩甲骨は内転位の状態から上方回旋するが，この時期の上方回旋は鎖骨の上方傾斜によりなされる．したがって，この時期の鎖骨は後退した状態から上方傾斜していく．
b 外転後期の肩甲骨の上方回旋は肩鎖関節で起こるため，この時期，鎖骨は後方に回旋する．

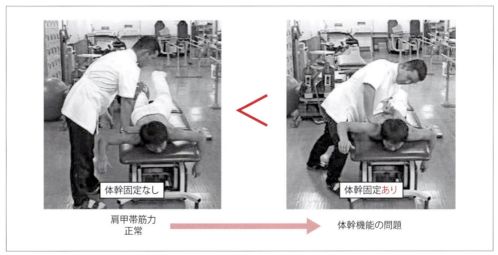

図11 肩甲骨周囲筋の評価
肩甲骨の筋力評価は体幹固定なしの状態と体幹を固定した状態の筋力を比較する．体幹を固定することで明らかに筋力が向上する場合は，肩甲骨周囲筋の筋力は正常であり，体幹機能に問題があると判断できる．

する．体幹を固定しても筋力が向上しない場合やより低下する場合は，肩甲骨周囲筋の筋力低下が認められると判断できる．一方，体幹を固定することにより筋力が明らかに向上する場合は，体幹の固定性が不良なため肩甲骨周囲筋の筋力が発揮されていないと判断できる（図11）．このような場合は体幹機能の評価を行う必要がある．

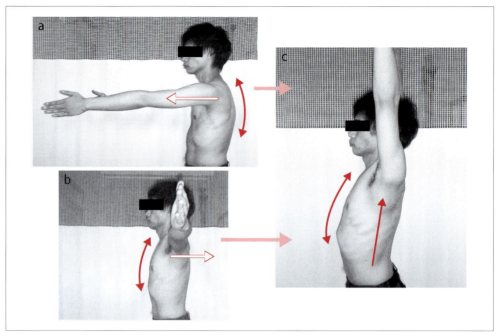

図12 屈曲および外転動作における胸郭の運動
a 屈曲初期では胸郭後面が拡張することで,肩甲骨は外転し易くなる.
b 外転初期では胸郭前面が拡張することで,鎖骨は後退,肩甲骨は内転し易くなる.
c 胸郭の前面および側面が拡張することにより,鎖骨の上方傾斜,後退および肩甲骨の挙上,上方回旋が引き出される.

3 体幹機能低下を招く要因に対する評価

　肩甲骨の運動面は胸郭上にある.そのため,肩甲骨の運動方向は胸郭の形状により変化する.また,鎖骨は胸鎖関節を介して胸骨,胸郭と連結しているため,鎖骨の運動は胸郭の運動機能からの影響を強く受ける.つまり,肩甲骨の運動は胸郭の運動機能からの影響を強く受けることになる.

a）胸郭可動性の評価

　前述したように,屈曲動作では屈曲初期で肩甲骨は外転しながら上方回旋し,中期以降からは挙上しながら上方回旋,後傾,内転する.したがって,胸郭は屈曲初期では胸郭後面を拡張し,中期以降に胸郭前面および側面を拡張させながら,鎖骨を上方傾斜,後退させることで肩甲骨の動きを引き出す.

　一方,外転の場合は外転初期から肩甲骨は内転した状態から挙上,上方回旋を行っていくため,外転初期から胸郭前面を拡張させ,鎖骨を後退させながら肩甲骨を内転させる.外転角度が増すに従って,胸郭前面および側面をさらに拡張させることで,鎖骨の上方傾斜後退および肩甲骨の挙上と上方回旋を引き出している（図12）.

　片側の上肢挙上の場合は胸郭の側面を拡張し,片側の肩甲骨を内転または外転させる場合は肩甲骨と同じ方向へ胸郭が回旋することで,鎖骨および肩甲骨の運動を引き出している.したがって,肩甲骨,鎖骨の可動性を確認する時は図13に示すように胸郭の動きと合わせて評価することが望ましい.

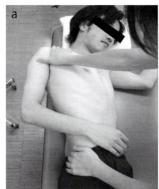
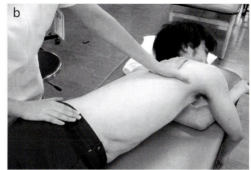
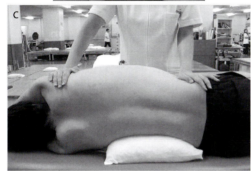
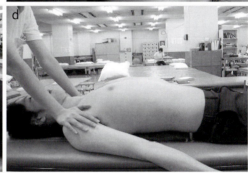

図13　胸郭の運動を伴った肩甲骨および鎖骨の可動性の評価
a　肩甲骨内転，鎖骨後退と胸郭後方回旋の可動性の確認．
b　肩甲骨外転，鎖骨前方移動と胸郭前方回旋の可動性の確認．
c　肩甲骨挙上，鎖骨上方傾斜と胸郭側面の可動性の確認．
d　両肩甲骨内転，両鎖骨後退と胸郭前面の可動性の確認．

b）体幹筋力の評価

　胸郭が形を変えることで，肩甲骨および鎖骨の運動は効率良く誘導されるが，胸郭が形を変えるためには，可動性の他に当然ながら体幹の筋活動が必要である．例えば，両上肢挙上の際に胸郭前面を拡張させるためには体幹の伸展筋の活動が必要となり，片側上肢挙上の際に挙上側の胸郭側面を拡張させるためには，対側の体幹側屈筋の活動が必要となる．また，片側の水平外転のような片側の肩甲骨を内転させるためには，胸郭を回旋させる体幹回旋筋の活動が必要となる．体幹筋力の評価図14のように，肩甲骨の運動および胸郭の運動を考慮した肢位で行うのが望ましい．

c）下肢の機能評価

　体幹および胸郭は骨盤を介して下肢と連結しているため，肩関節運動の際に必要とされる体幹・胸郭の運動は下肢機能からの影響を受ける．両上肢を挙上する際に生じる胸郭前面の拡張は脊柱の伸展によりなされるが，脊柱は骨盤上に位置するため，脊柱が伸展するためには骨盤が脊柱の伸展に合わせて前傾しなければならない．端坐位の場合，骨盤が前傾するためには，股関節の屈曲可動域が十分に確保されていなければならない．また，立位の場合は骨盤を前傾位に保つための殿筋力，膝の伸展，足関節によるアンクル・ストラテジーなどの機能が体幹・胸郭の運動に影響をおよぼす（図15）．

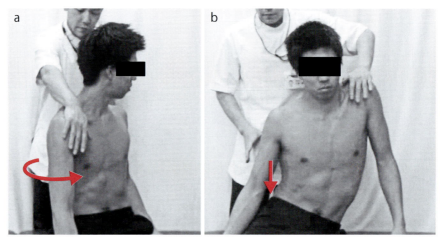

図14 肩甲骨および胸郭の運動を考慮した体幹筋力の評価
a 右肩甲骨の外転と胸郭の左回旋を誘導した状態で体幹の回旋筋力を評価する．
b 左肩甲骨挙上と左胸郭側面の拡張を誘導した状態で，右体幹側屈筋力を評価する．

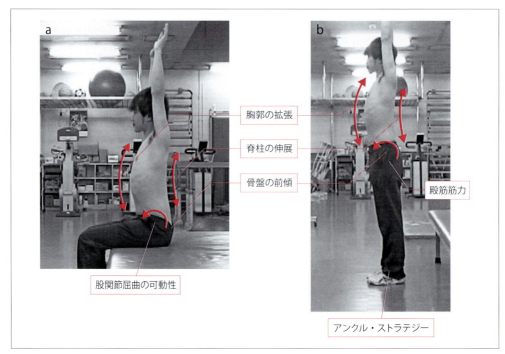

図15 端坐位，立位で両上肢を挙上した時の体幹，胸郭，骨盤の運動
両上肢を挙上する際，骨盤が前傾しなければ脊柱が伸展できないため，胸郭の前面を拡張させることができない．
a 端坐位で骨盤が前傾するためには，股関節屈曲の可動性が必要である．
b 立位で骨盤が前傾するためには殿筋筋力が必要．また，足関節によるアンクル・ストラテジーが必要である．

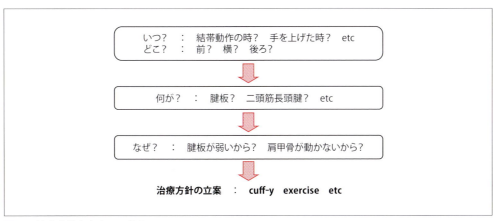

図16 治療方針立案までの流れ

3 治療方針の決定

　問診，痛みの再現，機能評価の順に評価を進め，機能評価により導き出された機能障害に対する対策が具体的な理学療法プログラムとなる．例えば，訴えが「洗濯物を干す時に肩の上が痛い」であり，Neerインピンジメントサインが陽性で，再現された痛みは日常感じている痛みと同じものであったとする．機能評価では腱板機能の低下が認められたという評価結果が出た場合，この患者は腱板の機能低下が原因で上肢挙上時に肩峰下でインピンジメントを起こしてしまうため，洗濯物を干す時に肩の上が痛いのだと判断することができる．したがって，この患者に対する具体的な治療プログラムは腱板の機能訓練となる（図16）．肩関節疾患の原因が腱板の機能不全であると判断された場合，運動療法は腱板機能訓練が選択される．しかし，腱板が機能を発揮するための土台である肩甲胸郭関節や下肢・体幹機能に問題が存在する場合は，腱板機能訓練を行う以前に下肢・体幹機能訓練や肩甲胸郭関節機能訓練を先行して行う必要がある．外転等尺性抵抗運動による評価を例に，訓練選択のためのフローチャートを図17に示す．

おわりに

　肩関節の障害は病態が同じであっても，その病態を作った原因は患者により様々である．発症機転の違う障害に対して一様に同じ内容の訓練を行っても，効果を上げることはできない．肩関節の運動の特徴を理解した上で，肩関節に負担をかけている原因を評価し，導き出された身体機能的な原因に対してアプローチするのであれば，どのような治療手技を用いても構わない．肩関節の障害を治療する上で最も重要なものは，治療手技ではなく，肩関節疾患の原因を的確に把握するための評価であると筆者は考える．

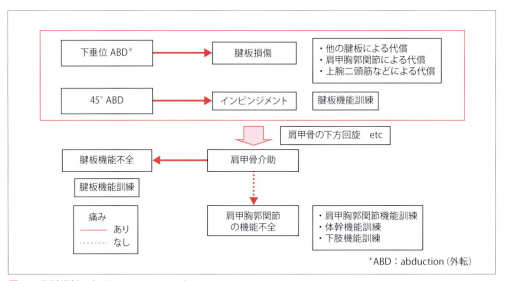

図17　訓練選択のためのフローチャート

下垂位での外転等尺性抵抗運動テストが陰性で，45°外転位でのテストが陽性の場合は，腱板機能低下が疑われるため，訓練は腱板機能訓練が選択される．
45°外転テスト施行時に肩甲骨の下方回旋が確認された場合，肩甲骨の下方回旋を徒手的に固定した状態で，もう一度45°外転テストを施行する．
この時，テスト結果が陰性になった場合は肩甲胸郭関節機能不全が疑われるため，肩甲胸郭関節の機能訓練や下肢，体幹機能訓練を選択する．

文献

1) 信原克哉：肩の仕組み．肩　その機能と臨床，第2版，医学書院，東京，26-74，1987
2) 三浦雄一郎ほか：肩関節屈曲と外転における鎖骨・肩甲骨の運動—座標移動分析を用いた検討．総合リハ 36：877-884，2008
3) Inman VT, et al：Observations on the function of the shoulder joint. J Bone Joint Surg Am 26：1-30, 1944
4) Ludewig PM, et al：Three-dimensional clavicular motion during arm elevation：reliability and descriptive data. J Orthop Sports Phys Ther 34：140-149, 2004
5) 宮本俊之ほか：上肢挙上時における鎖骨の動き．整外と災外 46：890-893，1997

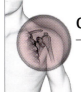

Clinical Case │ 肩の理学療法への応用（図18）

- 20代女性
- 診断名　肩鎖関節内障

問　診　患者の主訴は「肩の上が痛くて腕を挙げられない」というものであり，安静時痛はなかった．

痛みの再現　他動的に腕を挙上させると，挙上角度90°以上になると肩鎖関節付近に限局した痛みが再現された．また，肩甲骨挙上（肩すくめ）でも挙上時と同じく肩鎖関節に限局した痛みが再現された．再現された痛みは日頃感じている痛みと同じ痛みであったため，この患者の痛みは肩鎖関節の痛みであると判断できた．

機能評価　肩甲骨，鎖骨および胸郭の可動性が著しく制限されていた．以上より，胸郭の可動性低下が鎖骨の運動を制限し，その結果，挙上動作により肩鎖関節での肩甲骨上方回旋が過剰となり肩鎖関節に負担がかかっていると考えられた．

治療方針　胸郭の可動性を改善し鎖骨の運動性を引き出すことを目的とし，股関節ストレッチ，骨盤のティルティングおよび側方へのスウィング動作を伴った胸郭のストレッチを行った．

結　果　治療後，肩甲骨挙上動作（肩すくめ）で痛みが消失していたので上肢を挙上してもらうと，痛みなく全可動域にわたって挙上が可能になった．

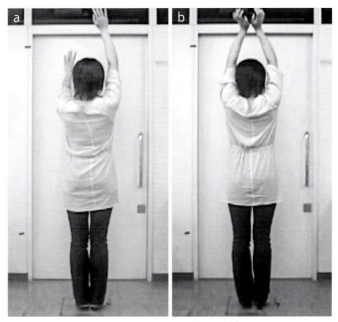

図18　症例の治療介入前後での屈曲自動可動域
a　介入前，b　介入後

ONE POINT ADVICE

知っておきたいX線画像の診かたのポイント

上原大志

　肩関節の単純X線は，一般的に正面像，scapula Y像が撮影されるが，肩痛を主訴とする患者では，外傷を除くと骨性の病変を認めることが少ない．そのため筆者らは，病態診断よりも障害の原因となる機能的な問題点を診断することを重要視し，機能撮影であるscapula–45撮影法[1]とT–view撮影法[2]を行っている．これらの機能撮影は，肩甲上腕関節・肩甲胸郭関節を中心とした機能を客観的に示すことが可能で，運動療法の目的や必要性，またその治療効果を説明できるため，患者の治療に対するモチベーションを向上させるのにも有用である．

1）一般撮影法による病態診断
〈投球障害肩〉
　単純X線で病変を認める症例は極めて少ない．
リトルリーグ肩：成長期にみられる上腕骨近位骨端線損傷である（図1）．
Bennett骨棘：上腕三頭筋長頭腱の牽引や関節包の牽引力によって，肩関節後方の関節包や関節唇・骨膜の損傷が生じ，その結果，様々な形態の骨増生がみられる（図2）．
〈肩峰下インピンジメント症候群〉
　インピンジメントによる機械的刺激で，大結節と肩峰下面に骨硬化や骨棘が形成される．
〈変形性関節症〉
　肩鎖関節と肩甲上腕関節に多く生じる．本邦では一次性より腱板断裂に伴うcuff tear arthropathyが多い（図3）．

2）機能撮影法による機能診断
〈scapula–45撮影法〉
　この撮影法では肩甲上腕関節（腱板）機能と肩甲胸郭関節機能の客観的な評価が可能である．肩甲骨面上45°外転位で腱板機能が正常ならば肩甲上腕関節の適合性は良好で，肩甲骨機能が正常であれば約10〜15°上方回旋する（図4）．
〈T–view撮影法〉
　上肢自然下垂位と最大挙上位の正面像を用いて，①鎖骨の移動量（鎖骨長軸と水平線のなす角度），②胸骨の移動量（左右鎖骨近位端の中点と画像下端との距離），③上腕骨外転角度（上腕骨長軸と垂線のなす角），④肩甲骨上方回旋角度（肩甲骨関節窩の上縁・下縁を結ぶ線と垂線のなす角），⑤関節窩と上腕骨の作る角度（GH角），⑥鎖骨と関節窩の作る角度（CL角：肩鎖関節での上方回旋角）を評価する．これにより肩関節挙上動作時のその構成要素の運動機能を推測することが可能となる（図5）．

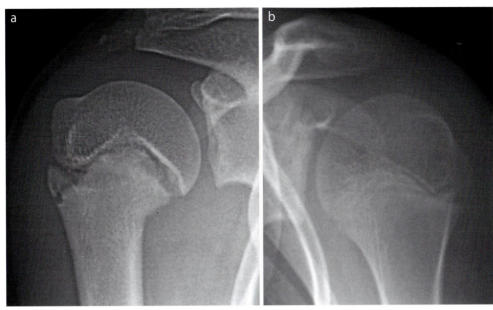

図1 リトルリーグ肩　正面像
a 患側：骨端線全体に離開と骨硬化を認める．
b 健側

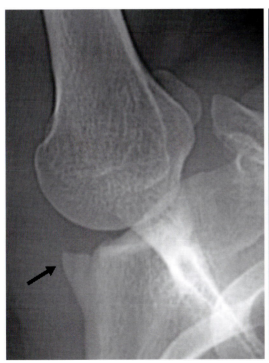

図2 Bennett骨棘　挙上位撮影
関節窩後下方に骨棘を認める．

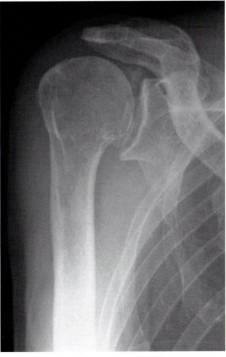

図3 cuff tear arthropathy　正面像
関節裂隙の狭小化と骨頭の骨棘形成に加え，骨頭が上方化し，肩峰下面と第2肩関節を形成している．

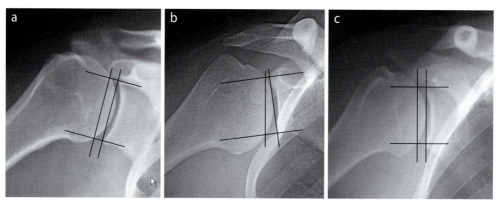

図4 scapula-45撮影法
a 正常例：45°外転位にて肩甲上腕関節面の適合性，肩甲骨の上方回旋がともに良好である．
b 腱板機能不全：45°外転位にて肩甲上腕関節面の不適合性を認める．
c 肩甲帯機能不全：45°外転位にて上方回旋の低下を認める．

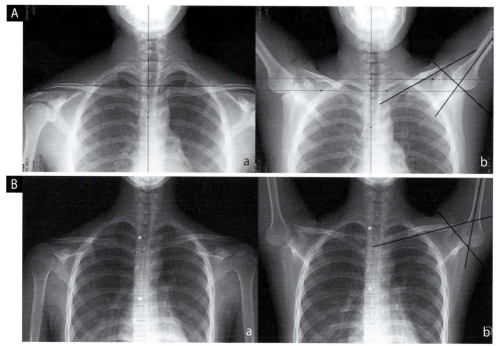

図5 T-view撮影法
a 自然下垂位，b 最大挙上位
A 正常例
B 機能低下症例：鎖骨・胸骨の移動量が少なく，肩甲骨の上方回旋角度が小さい．またGH角が大きく，骨頭のslippingも認められる．

文献
1) 筒井廣明ほか：腱板機能の客観的レ線撮影法―「Scapula-45撮影法」について―．肩関節 16：109-113, 1992
2) 大田勝弘ほか：レントゲン撮影による肩関節挙上動作に関与する因子の検討．肩関節 34：325-328, 2010

ONE POINT ADVICE

知っておきたい超音波画像の診かたのポイント

鈴木　昌

　肩関節疾患の中で代表的な腱板断裂と反復性肩関節脱臼について述べる．

　腱板断裂は長軸像（MRIの斜位冠状断像に相当する）でのperibursal fatの陥凹と上腕骨頭表面の不整像がポイントである（図1）．

　反復性肩関節脱臼は後方操作（水平断像）でのHill-Sachs lesionの描出と，腋窩長軸像（MRIのABER位像に相当する）によるBankart lesionの描出がポイントである（図2）．

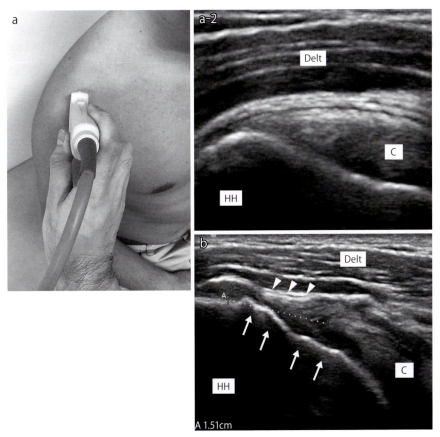

図1　右肩腱板断裂症例
a　長軸像を描出するプローブの当て方と正常画像
b　腱板長軸像
　　peribursal fatの陥凹（矢頭）が認められ，腱板全層断裂である．上腕骨頭表面（footprint）の不整も認める（矢印）．断裂サイズは1.51cmであった．
HH：上腕骨頭，Delt：三角筋，C：腱板

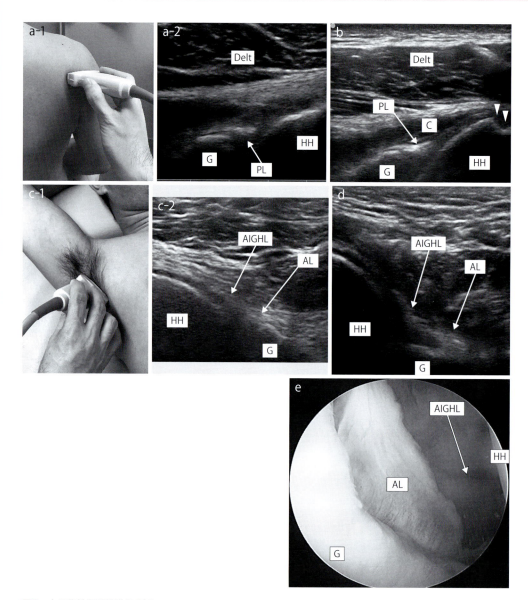

図2 右反復性肩関節脱臼症例
a 後方操作(水平断像)を描出するプローブの当て方と正常画像
b 後方短軸像(水平断像)
　関節窩(G)から後方関節唇(PL)は明らかな所見を認めない．上腕骨頭(HH)の後外側にHill-Sachs lesionを認める(矢頭)．
c 腋窩長軸像を描出するプローブの当て方と正常画像
d 腋窩長軸像
　関節窩から立ち上がるはずの前方関節唇(AL)が関節窩頸部に落ち込んでいる(図2c-2の位置関係と比較されたい)．
e 後方関節鏡視像
　関節窩3時付近の関節鏡所見である．前方関節唇(AL)の関節窩(G)からの剥離を認める．
Delt：三角筋，C：腱板，G：関節窩，PL：後方関節唇，HH：上腕骨頭，AL：前方関節唇，AIGHL：前下関節上腕靱帯

ONE POINT ADVICE

知っておきたい診断のポイント─身体所見のとりかた─

小原賢司，西中直也

　肩疾患の診断の過程を以下に述べる．診断を行う上では，病態診断と機能診断の両者を考える．病態診断とは，病状の直接的な原因となっている炎症や解剖学的損傷の部位，程度を診断すること，機能診断とは，症状の発現に間接的に関与する部位の機能を診断することと考えており，これらをもとに鑑別疾患に迫っていく[1]．なお，本項では身体所見について述べる．

１）問診

　患者の愁訴は各々で差があるので，これを問診によって分類する．肩の主訴は大きく分けて３つ，すなわち①痛み，②肩が上がらない，動かない等の動作制限，③不安定感あるいは脱臼不安感，が代表的である．①に対して，安静時痛なのか夜間痛など時間帯の特徴，また，有痛弧徴候などの特定の動作が伴うか，②に対しては，その原因が痛みなのか痛み以外なのか，③に対しては，どのような肢位で不安定感の出現があるのか，等の聴取が必要となる．

　また，全ての患者に外傷歴，スポーツ歴，職業歴，日常生活動作の特徴を聞き，それらが主訴に与える影響を考える．例えば，投球障害肩，反復性肩関節脱臼等は病歴だけでもある程度診断の目星がつく．参考として表1[2]に各主訴からの鑑別疾患例を挙げた．

２）視診

　視診は姿勢，肩峰などの骨性突出部や左右の対称性などの確認であり，同時に腫脹や変形，皮膚色調の観察も行う．さらに，疼痛からの逃避行動（骨折，脱臼などで患肢を支持する動作）などを観察する．

３）触診

　前方からは烏口突起，腱板疎部，関節裂隙，結節間溝，大・小結節，肩鎖関節，腋窩の触診が，後方からは棘上・棘下筋，四角腔の触診が適している．触診で増悪する痛みがある場合は，外傷や脱臼の可能性を考える．また，局所の熱感等も確認する．

４）可動域

　屈曲，外転，外旋，内旋を行う．この時，肩関節（90°外転位），肩関節（90°前方挙上位）での内外旋も計測する．これらは検者の慣れた順に施行するのが良い．

　可動域制限と疼痛の関係の有無を確認する．関係があるなら外傷や炎症性，なければ慢性の拘縮，変性性の腱板断裂，（亜）脱臼による不安感等による可動域制限が考えられる．また，肩峰下インピンジメント・腱板断裂での有痛弧徴候，腱板断裂でのキャッチング（挙上時の引っ掛かるような刺激痛）の有無も確認する．

表1　主訴から考える鑑別疾患の例

① 痛みを主訴とする主な鑑別疾患	外傷（挫傷，骨折） 上腕二頭筋長頭腱炎 肩峰下インピンジメント症候群（滑液包炎） 石灰沈着性腱炎 腱板断裂（外傷性断裂，変性断裂） 肩関節前方脱臼（外傷性） 肩鎖関節脱臼（新鮮例） 投球障害肩（腱板断裂，上方関節唇損傷） 変形性肩関節症 頚椎病変 胸郭出口症候群
② 動作制限を主訴とする主な鑑別疾患	外傷（挫傷，骨折） 拘縮肩 腱板断裂（外傷性，変性，陳旧性） 変形性肩関節症 Keegan型頚椎炎 陳旧性肩関節脱臼 上腕骨頭壊死 リウマチ肩 肩鎖関節症 化膿性肩関節炎 滑膜性骨軟骨腫症
③ 不安定性を主訴とした場合の鑑別疾患	反復性肩関節前方脱臼 反復性肩関節後方脱臼 習慣性脱臼 多方向性不安定 動揺肩 随意性脱臼 投球障害肩（腱板損傷，上方関節唇損傷）

（文献2より引用改変）

表2　代表的な徒手テスト

インピンジメント症状のテスト	Neer's test[※] Hawkins test[※]	
腱板機能のテスト	Full can test[※] Empty can test[※] 有痛弧テスト[※] Drop arm sign	Lift-off test Belly press test Hornblower's sign
上腕二頭筋長頭腱のテスト	Speed test Yergason test	
上昇関節唇（SLAP）のテスト	O'Brien test Modified crank test	
不安定性のテスト	Anterior apprehension（前方脱臼不安感）test Posterior jerk test Load and shift test[※] Fulcrum/relocation test[※]	
他部位鑑別[※]のテスト	Wright test　　　　　Eden test　　　　　Jackson test Allen test　　　　　Morley test　　　　　Spurling testなど	

[※]に関しては文献1），3）〜5）を参照のこと

5）徒手テスト

各種テストで鑑別診断を絞っていく（表2）.

肩峰下インピンジメント症状に対してはNeer's test[6]，Hawkins test[7]をする.

腱板機能に対しては有痛弧テスト[8]，drop arm sign[9]，lift-off test[10]，belly press test,

Hornblower's sign[10]を施行する.

Hornblower's signは，患者に手を口元に持っていくように指示し，肩関節下垂位のまま，外旋で前腕を口元に持っていけるかを診るものである．前腕の重みに対しての外旋力をみることができ，棘下筋と小円筋の評価に用いる．肩を外転し，肘を高い位置に上げないとできない場合に陽性とする.

上方関節唇に対してはO'Brien test，modified crank testを施行する.

O'Brien testは肩関節屈曲90°，水平内転20°位，母指を下方に向けた状態で，検者が重力方向に抵抗を加えて肩関節部の疼痛誘発をする．手掌を上に向けた時には疼痛がなければ陽性である．modified crank testは160°前方挙上，肘屈曲位とし，上腕骨軸圧と内外旋を加えて行う疼痛誘発テストである.

上腕二頭筋長頭腱に対しては，Speed，Yergason testを行う.

不安定感・不安定性に対してanterior apprehension（前方脱臼不安感）test, posterior jerk testを行う.

前方脱臼不安感テストは外転外旋位をとらせて，それの強制を行うことで不安感の誘発を行う．これを下垂位から徐々に外転させて施行し，Bankart損傷部の範囲の予測にも役立てている．posterior jerk testは肩関節前方挙上90°，肘屈曲90°で検者が肘を保持し，上腕に対して骨軸方向にストレスをかけながら肩関節水平内転し，骨頭の後方亜脱臼の確認をする．脱臼がある場合，それを水平伸展すると整復される．これが陽性であれば後方不安定性を診断する.

以上，代表的な鑑別疾患に対しての身体所見を列挙した．これらの診察と画像・エコー等の検査所見を組み合わせて，より正確な診断への一助となればと考える．診断手技の向上もより正確な診断へと結びつくゆえ，日々その習熟に努めるべきである.

文献

1) 三原研一ほか：診断の進め方．肩の診かた治しかた，筒井廣明ほか編，メジカルビュー社，東京，2-31，2004
2) 西中直也：肩．関節外科 33：11-23，2014
3) 玉井和哉：運動診．最新整形外科学大系13．肩関節・肩甲帯，高岸憲二編，中山書店，東京，31-38，2006
4) 皆川洋至ほか：肩関節・肩甲帯の診察と評価．図説 新 肩の臨床，高岸憲二編，メジカルビュー社，東京，18-32，2006
5) 信原克哉：肩のみかた．肩―その機能と臨床―，第4版，医学書院，東京，85-102，2012
6) Neer CS II：Impingement lesions. Clin Orthop Relat Res 173：70-77，1983
7) Hawkins RJ, et al：Impingement syndrome in athletes. Am J Sports Med 8：151-158，1980
8) Kessel L, et al：The painful arc syndrome：Clinical classification as a guide to management. J Bone Joint Surg Br 59：166-172，1977
9) Codman EA：Rupture of the supraspinatus tendon and other lesions in or about the subacromial bursa. The Shoulder, G Miller & Co Medical Publishers, New York, 123-177，1934
10) Arthuis M：Obstetrical paralysis of the brachial plexus I．Diagnosis. Clinical study of the initial period. Rev Chir Orthop Reparatice Appar Mot 58 suppl 1：124-126，1972

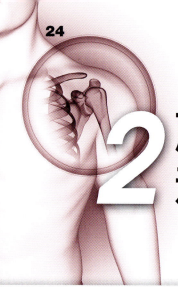

2 肩甲上腕関節の機能に着目した肩の理学療法

出井彩子

はじめに

　肩関節複合体は肩甲上腕関節，胸鎖関節，肩鎖関節の解剖学的関節に加え，実際の運動を円滑にするために関節のように機能する第2肩関節，肩甲胸郭関節，C-Cメカニズムの機能的関節から構成されている．肩甲上腕関節は狭義の肩関節とされ，上腕骨頭と肩甲骨関節窩から構成されている．肩に疼痛や可動域制限などの症状がある場合，肩甲上腕関節のみならず，肩関節複合体や体幹，下肢の機能評価も必要となることが多い．しかし，まずは主訴を出している病態を絞り，その後，なぜその病態に至ったのか推察するために機能評価を実施し，得られた機能評価結果から機能障害に対するプログラムを立案，実施することが，肩関節疾患に対する理学療法の流れとなる．

1 肩関節の運動に必要な肩甲上腕関節の機能

A 肩甲上腕関節の機能解剖学

　肩甲上腕関節は上腕骨頭に対して肩甲骨関節窩が小さく，関節としては不安定な球関節である．そのため，過剰な動きを制御するため，また，安定的に多方向への運動を可能にするために様々な機能を有している．

1 関節唇

　肩甲骨関節窩は上腕骨頭に対して1/3～1/2程度の大きさである．そのため，関節窩の辺縁に線維軟骨性の関節唇が存在し，関節窩が骨頭を覆う面積を増大させることで構造的に上腕骨頭が求心位を保ち易くなっている．

2 関節包・関節上腕靱帯

　関節包は上腕骨頚部に付着し，肩甲上腕関節全体を覆い，関節包内は微量の関節液で満たされ，関節内は陰圧に保たれている．関節包は上腕骨頭の2倍の容積があるといわれ，関節の安定性，可動性に寄与している．

　また，関節包前方から下方にかけて上，中，下の関節上腕靱帯が関節包を補強するように構成され，烏口突起からは烏口上腕靱帯が上腕骨前面や関節包に付着し，関節包上前面を補

強している.

　関節包は肩甲骨面上，肩甲上腕関節20〜30°挙上位，内外旋中間位で全方向の緊張が均等となり，そこから骨頭の動きにより起始と停止が遠くなると緊張し，接近すると弛緩するなど，自働的に張力が変化する．具体的には，全方向の緊張が均等となる肢位から内転することで関節包上方が緊張し，下方が弛緩する．外転することで関節包下方が緊張し，上方が弛緩する．また，外旋および水平外転では関節包前面が緊張し，後面が弛緩する．内旋および水平内転では関節包後面が緊張し，前面が弛緩する．

　また，上腕骨頭が肩甲骨関節窩の求心位から逸脱する方向に外力が加わると，関節包が逸脱方向への外力に抗して緊張し，上腕骨頭を求心位に保たせることで関節の安定化を図ることができる．

　一方，関節包および関節上腕靱帯は肩甲上腕関節可動域制限の主要な要因の一つであり，上記の関節包の緊張，弛緩する肢位や運動方向から，どの部分が制限因子となっているか推察することができる．

3 腱板

　腱板は棘上筋，棘下筋，小円筋，肩甲下筋から構成され，棘上筋，棘下筋，小円筋が一つの板状になって大結節に付着，肩甲下筋は小結節に付着し，関節包の外側に密着し関節を覆っている．棘上筋は外転，棘下筋，小円筋は外旋，肩甲下筋は内旋が作用として挙げられるが，関節の運動より関節の安定性に寄与し，肩甲上腕関節の運動をスムーズにさせる機能を有している．

　棘上筋は1本，棘下筋は2本，小円筋は1本，肩甲下筋は3本の筋内腱を有し，肩甲上腕関節の上面は1本，前後面は各々3本の腱が関節を囲んでいる．関節包は緊張，弛緩することで外力に対して関節を安定させるが，腱板は随意運動において単独ではなく，協調的に働くことで各肢位で関節包の張力を補助し，骨頭を関節窩に引き寄せることで関節の安定的な運動に寄与している．また，求心力を発揮することで三角筋の収縮効率を上げ，効率的な関節運動を可能にしている．

B　第2肩関節

　第2肩関節は烏口突起，烏口肩峰靱帯，肩峰からなるソケット状の烏口肩峰弓と上腕骨頭から構成され，構造的に関節と類似している．骨頭と烏口肩峰弓の間には肩峰下滑液包があり，挙上時に烏口肩峰弓に骨頭や腱板が衝突する際の衝撃や摩擦を軽減している．また，烏口肩峰弓が肩関節上方の棘上筋や棘下筋と三角筋などを分けており，腱板収縮時に骨頭の運動方向を誘導し，求心力を高めるプーリーとしての役割を有している．三角筋，腱板，肩峰下滑液包が癒着したり，拘縮や炎症などにより滑走が低下したりすると第2肩関節の機能が破綻し，肩峰下インピンジメントを病態とした疼痛を発生させ易い．

C　肩甲上腕関節の運動

　肩甲上腕関節には屈曲−伸展，内転−外転，内旋−外旋，水平内転−水平外転の運動方向がある．また，前−後，上−下，離開−接近の副運動があり，動作時に関節窩上を骨頭が回転したり滑ったりすることで，様々な方向への運動を可能にしている．関節窩に対する上腕骨

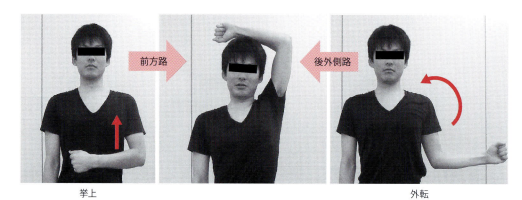

図1　大結節の経路

頭中心点の位置は，一定の規則性（glenohumeral rhythm）を保ちながら変化する．したがって，肩甲上腕関節の運動軸は一定に固定されておらず常に変化している．

肩関節が屈曲，外転などにより最終挙上位に到達するには，上腕骨大結節が肩峰，烏口突起，烏口肩峰靱帯からなる第2肩関節のソケットに衝突（インピンジメント）することなく通過する必要がある．そのため挙上時，上腕骨頭は関節窩を転がり（rolling），また，滑りながら平行移動（gliding）することで外旋し，大結節が肩峰下や烏口肩峰靱帯の下を通過している．肩関節下垂内旋位で前方挙上（屈曲）する際に肩峰下を大結節が通過する経路を前方路（anterior path），肩関節下垂外旋位で側方挙上（外転）する際に肩峰下を通過する経路を後外側路（posterolateral path）と区別され，最大挙上時の大結節の到達位置はどちらの経路でもほぼ一致している（図1）．

肩甲骨を固定した状態での肩甲上腕関節の肩甲骨面上外転可動性は，自動運動で約90°，他動運動で約120°，上腕骨が内旋している場合では約60°とされ，これ以上の上肢挙上には肩関節複合体として肩甲胸郭関節や肩鎖関節，胸鎖関節の動きに加え，体幹や下肢の運動が必要となる．

2　評　価

肩関節を安定的に動かすための機能の何かが破綻すると，肩関節の運動が阻害され，疼痛や可動域制限などの原因となる．評価をする際はまず主訴の原因が何なのか，症状を再現させる検査で病態を把握し，なぜその症状が出るに至ったのかを考えるために機能評価を実施する．

A　肩甲上腕関節の病態評価

疾患の診断をするのは医師であるが，理学療法を進める上で何が痛んでいるのかを把握し，その情報から機能評価の方法を選択し，リスク管理やプログラムの内容，強度，優先順位などを考える．

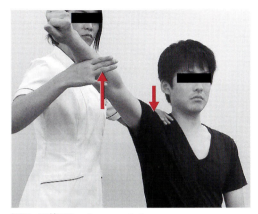
図2　肩峰下 impingement sign

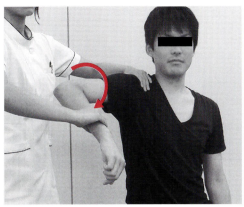
図3　Hawkins impingement sign

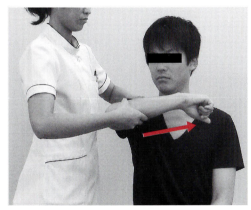
図4　coracoid impingement sign

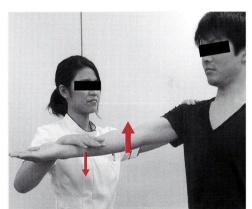
図5　Speed's test

1 第2肩関節へのストレステスト

　疼痛が肩峰下に再現されるのか，肩鎖関節に再現されるのか判別する．肩鎖関節に再現される場合は肩鎖関節損傷が疑われる．

a）肩峰下 impingement sign（図2）

　肩甲骨の上方回旋が起こらないよう上方から固定し，上肢を他動的に外転させることで肩峰下の腱板や肩峰下滑液包にストレスを加える．外旋位で棘上筋腱後部，内旋位で棘下筋前部の疼痛が再現される．

b）Hawkins impingement sign（図3）

　肩関節90°外転位，肘関節90°屈曲位で肩関節を内旋させる．烏口肩峰靱帯でのインピンジメントが疑われる．

c）coracoid impingement sign（図4）

　肩関節90°屈曲位，肘関節90°屈曲位から肩関節を水平内転させることで疼痛が再現される場合，烏口突起と小結節の間で肩甲下筋のインピンジメントが疑われる．

2 上腕二頭筋長頭腱に対するストレステスト

a）Speed's test（図5）

　肘関節伸展位，前腕回外位で患者に上肢を挙上させる．検者は前腕部に抵抗を加える．結

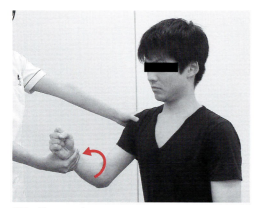
図6　Yergason's test

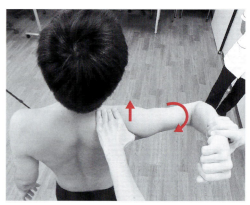
図7　modified crank test

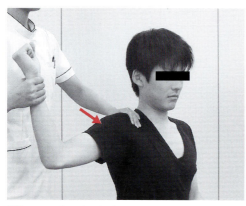
図8　apprehension test

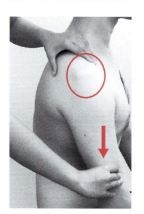
図9　sulcus sign

節間溝部に疼痛が再現される場合，上腕二頭筋長頭腱炎が疑われる．

b）Yergason's test（図6）

　肘関節屈曲位のまま前腕回内位を開始肢位とし，肩関節外旋，前腕回外方向に力を入れさせる．検者は前腕に対し抵抗を加える．結節間溝部に疼痛が再現される場合，上腕二頭筋長頭腱炎が疑われる．

3 関節包内に対するストレステスト

a）modified crank test（図7）

　肩甲骨面上120°挙上位で，上腕骨頭を前下方に押し出しながら肩関節を外旋させる．後方に疼痛が再現される場合，関節包内で腱板と後方関節唇が衝突するインターナルインピンジメントが疑われる．

4 不安定性に対するテスト

a）apprehension test（前方不安定性）（図8）

　肩関節外転90°，外旋位，肘関節90°屈曲位を開始肢位とし，検者が上腕骨頭を後方から前方に押し出す．不安定感，脱臼感が出現するようであれば，前方の関節唇損傷，反復性肩関節脱臼が疑われる．また，関節唇の損傷部位を考慮し，外転角度を変化させた肢位で実施する．

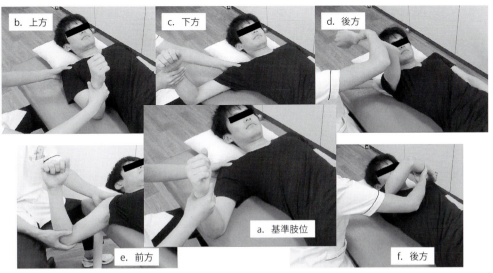

図10 肩甲上腕関節の可動域評価
a～d 各肢位での内外旋を確認.
e, f 水平外転, 水平内転.
制限がある場合, 記載した部位の柔軟性低下の影響が考えられる.

b）sulcus sign（下方不安定性）（図9）

肩甲骨を固定し, 上腕骨を下垂位から下方に牽引する. 肩峰と上腕骨頭の間が陥没する場合, 烏口上腕靱帯などの前上方組織の弛緩が疑われる.

B 肩甲上腕関節の機能評価

1 可動域評価

一般的な可動域の計測方法は, 日本整形外科学会, 日本リハビリテーション医学会により定められている計測法であるが, 本計測法では肩関節複合体としての計測となり, 肩甲上腕関節の計測ではないことに留意しなくてはならない. 肩関節複合体の個別の関節としての肩甲上腕関節の計測方法は, 肩甲棘と上腕骨長軸のなす角度での計測方法がある.

肩甲上腕関節の主な制限因子は関節包と靱帯とされるが, 肩甲上腕靱帯は部分的に関節包が肥厚したように存在しているため, 機能的には関節包と類似していると考えられる. 代表的な肢位での可動域計測だけで制限因子を明らかにすることは難しく, 肩関節の肢位を変化させて計測することで得られる情報から可動域制限因子を推察する.

関節包を大きく上, 下, 前, 後に分けて捉えると, 肩甲骨面上, 肩甲上腕関節挙上20～30°付近, 内・外旋中間位で全ての関節包の緊張が均等になるとされている. この肢位を基準として内転すると関節包上方, 挙上すると下方, 外旋・水平外転では前方, 内旋・水平内転では後方が緊張し, 各々の肢位における制限因子になると考えられる. 臨床的には基準肢位, 肩甲骨を固定しての下垂位, 90°外転位, 90°屈曲位で内外旋を確認, 水平外転, 水平内転で前方, 後方を確認し, その違いから肩甲上腕関節のどの部分の伸張性低下が可動域の制限因子となっているのかを推察することができる（図10）. また, 拘縮による伸張性の低下だけではなく, 拘縮により弛緩, 短縮しないことによっても制限が生じることがある.

臨床的な留意点

①関節上腕靱帯の伸張性低下は関節の可動域を制限するだけでなく，関節窩に対する骨頭の位置を偏位させ，肩甲上腕関節の適合性が悪くなることがある．このため伸張性の低下による可動域制限だけでなく，肩甲上腕関節の適合不良による可動域制限が生じたり，運動軸が変化してインピンジメントを生じさせたり，腱板の機能を低下させたりすることがある．そのため，可動域を計測する際には体表からの触診によるアライメントの確認や，X線画像で関節窩に対する骨頭の位置を確認したり，大結節の向きから肩甲骨に対する上腕骨のアライメントを確認したりする必要がある．

　例：肩甲上腕関節下方の軟部組織の伸張性の低下により骨頭が挙上されていたり，後方の軟部組織の伸張性の低下により骨頭が前方に偏位したり，肩甲上腕関節が外旋位となっていたりする場合がある．

②肩甲上腕関節の可動域制限は関節包だけでなく，疼痛や筋緊張が制限因子になることも多く，そのため上記方法による可動域計測が困難な場合があり，end feelや，左右差を確認しながら制限因子を推察する必要がある．

　上記方法による可動域計測で制限が認められないにもかかわらず肩関節複合体として可動域制限がある場合，また，周囲の姿勢や肢位を変えることで肩関節の可動域に差が生じる場合は，肩甲胸郭関節や頸部，前腕など，肩甲上腕関節以外の制限因子を考慮する必要がある．

　例：前腕の肢位を変化させることで肩関節の可動域に差が生じる場合，上腕骨は尺骨と連結していることから，肘関節以遠の柔軟性が肩関節の可動域制限の原因となっていないか評価する必要がある．

❷ 徒手抵抗による腱板機能評価・疼痛評価

　肩関節外転，外旋，内旋の等尺性筋収縮をさせる徒手抵抗を加え，その時の筋出力，疼痛の有無，疼痛部位，肩甲骨の反応から，疼痛の再現や腱板の機能を評価する．基本的なテストの反応から，条件を変えて徒手抵抗を加えることで疼痛の増減や部位の変化があるかを確認し，病態や機能障害を推察することができる．

a）外転抵抗テスト（図11）

　下垂位，および肩甲骨面上45°外転位，肩甲上腕関節内外旋中間位で等尺性外転抵抗運動をさせ，筋出力，疼痛の有無，疼痛部位，また，肩甲骨の反応を評価する．抵抗の強さは強くても3kgを超えない程度の負荷とし，setting phaseにおける腱板収縮を誘発する．

　下垂位では上方の関節包が緊張し，肩峰下インピンジメントは起こらない肢位のため，下垂位で筋出力の低下や疼痛が出現する際は，腱板，特に棘上筋の損傷による収縮痛や関節内の炎症などが疑われる．下垂位に対し，肩甲骨面上45°は関節包の緊張が均衡となり，抵抗という外力に抗し，腱板が肩甲上腕関節の適合を保つ機能が必要とされるため，腱板機能の評価が可能となる．腱板に機能障害があると，関節窩に対し骨頭が上方へ偏位するため，肩峰下インピンジメントを起こし疼痛の原因となる．これらのことから，どちらの肢位でも疼痛が出現する際には，損傷した腱板，特に棘上筋の収縮痛，または関節内の炎症が原因と考えられる．しかし，下垂位では疼痛がなく，肩甲骨面上45°で疼痛が出現する場合は，肩峰下インピンジメントが疼痛の原因と考えられる．疼痛が棘上筋や肩峰下以外に出現する場合

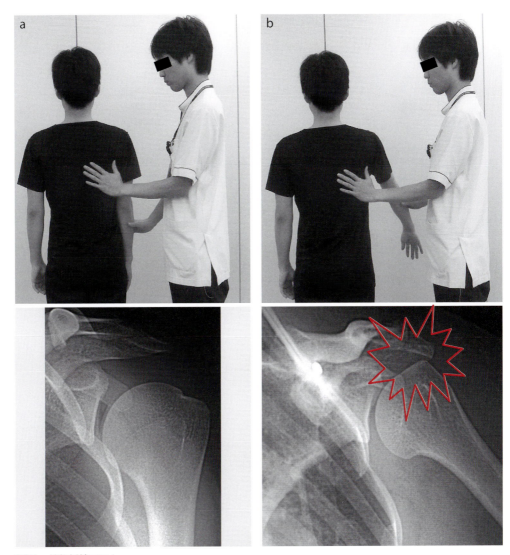

図11 外転抵抗テスト
a 下垂位，b 肩甲骨面上45°外転位
aで疼痛がなく，bで疼痛がある場合，腱板機能不全による肩峰下インピンジメントが疑われる．a, bどちらでも痛みがある場合，腱板の収縮痛と判断され，腱板損傷が疑われる．

は，後述する条件を変えたテストでさらなる評価が望まれる．

また，抵抗を加えた際に肩甲骨が開始肢位で保持されず，特に，下方回旋が著明に出現する場合，後述する条件を変えた肩甲骨胸郭関節機能を考慮したテストで機能障害部位を区別する必要がある．

b）外旋抵抗テスト（図12）

下垂位，上腕骨内外旋中間位を保持するように等尺性外旋抵抗運動をさせる．棘下筋の筋収縮を誘発し，筋出力，疼痛の有無，疼痛部位，肩甲骨の反応を確認する．

c）内旋抵抗テスト（図12）

下垂位，上腕骨内外旋中間位を保持するように等尺性内旋抵抗運動をさせる．肩甲下筋の

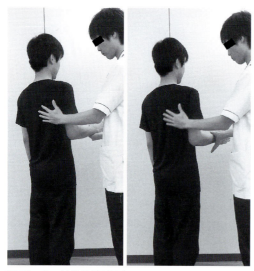
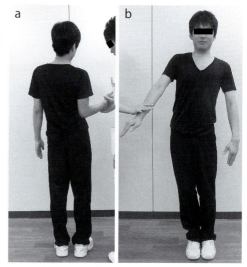

図12　内・外旋抵抗テスト
疼痛，肩甲骨の反応，筋出力を確認する．

図13　抵抗テスト時の代償例
a　肩甲上腕関節の内転・伸展，体幹回旋で代償．
b　体幹側屈，骨盤帯で代償．

収縮を誘発するが，筋出力，疼痛の有無，疼痛部位，肩甲骨の反応を確認する．疼痛が前方に出現する場合，肩甲下筋だけでなく上腕二頭筋腱の損傷も考慮する必要があるため，上腕二頭筋腱損傷の検査を併せて行う．

臨床的な留意点

　各運動方向に対する徒手抵抗に対し，肩甲上腕関節の他方向の収縮で代償していないか，また，体幹の回旋や側屈などで代償していないかにも留意する．
　例：外旋抵抗テストの際に，肩甲上腕関節内転や伸展などによる代償や，体幹回旋による代償，また，外転抵抗に対し肩甲上腕関節外旋などによる代償がみられる（図13）．

3 基本テストからの条件変更

a）肩甲胸郭関節の機能を考慮した抵抗テスト（図14）

　各基本テストで等尺性抵抗運動をさせた際，本来は開始肢位に保持されることが望ましい肩甲骨が，胸郭上で下方回旋，内転（winging），外転等の反応が確認される場合がある．これらの場合，疼痛や筋出力の低下が腱板の損傷や機能低下など，肩甲上腕関節の機能低下によるものなのか，胸郭上に肩甲骨を保持する肩甲胸郭関節機能の低下により，腱板機能を十分に発揮できないためなのか判別する必要がある．

　具体的に条件を変える方法として，基本テストの後，肩甲骨を体表から開始肢位に徒手的に固定した状態で再度等尺性抵抗運動をさせる．疼痛の軽減や筋出力の向上が明らかに認められる場合は肩甲胸郭関節の機能低下が考えられ，肩甲胸郭関節の機能評価が必要となる．一方，疼痛が変わらなかったり増悪したり，筋出力が減弱する場合，肩甲上腕関節に問題があると考えられ，積極的な腱板訓練は損傷や炎症の程度を増悪させる可能性があるため避ける必要がある．炎症症状や著明な疼痛がなく，筋出力の低下のみ確認され，その場で腱板収縮を促すことで抵抗に対する筋出力が改善する場合は腱板訓練が推奨される．

　このように，肩甲胸郭関節の機能低下か肩甲上腕関節の機能低下かを区別することは，治

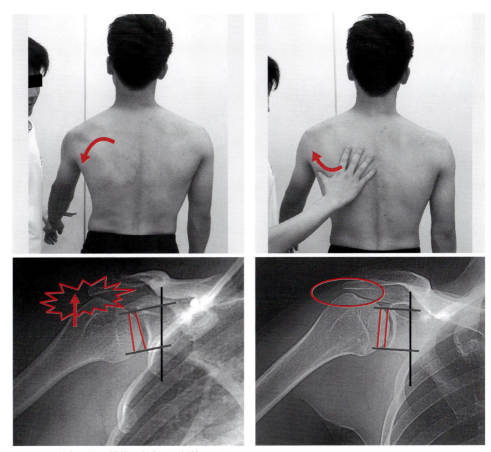

図14 肩甲胸郭関節の機能を考慮した抵抗テスト
外転抵抗テスト時に肩甲骨を固定し，下方回旋を抑制する．肩甲骨下角を等尺性運動に対する抵抗を加えている手の逆側の手で肩甲骨を固定すると実施し易い．固定前にあった疼痛が消失したり，筋出力が改善したりする場合は，肩甲胸郭関節機能不全が疑われる．

療方針を決める上で重要な情報となる．

b）関節包の機能を考慮した抵抗テスト（図15）

　外転抵抗テストにおける肩甲骨面上45°外転位，肩甲上腕関節内外旋中間位は，関節包の緊張が均等になる肢位である．この肢位より水平外転位となると後方の関節包が弛緩するため，抵抗に抗して関節窩と骨頭の適合性を保持するには肩甲上腕関節後面に位置する腱板である棘下筋，小円筋の機能がより必要とされる．逆に，水平内転位となると前方の関節包が弛緩するため，肩甲上腕関節前面に位置する腱板である肩甲下筋の機能がより必要となる．このため，基本テストから条件を変える方法として，肩甲骨面上より水平内転位，および水平外転位で挙上方向への等尺性抵抗運動をさせ，疼痛の増減を確認する．水平外転位になるに従い疼痛が増強する場合は棘下筋や小円筋の機能障害が考えられ，逆に水平内転位になるに従い疼痛が増強する場合は肩甲下筋の機能障害が考えられる．

c）肩関節以遠の関節の影響を考慮した抵抗テスト（図16）

　外転抵抗テストで，前腕部に抵抗を加えた際，上腕骨が外旋したり肘関節が屈曲したりするなど，上腕骨を開始肢位に保持できない場合，条件を変更して，上腕部へ抵抗を加え再

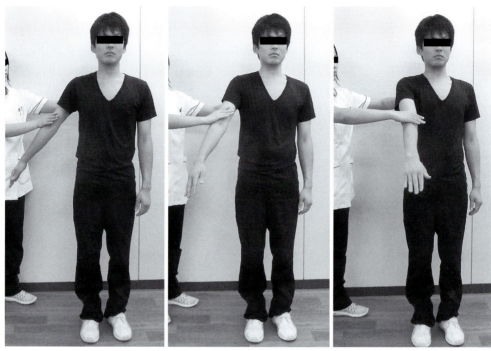

図15 関節包の機能を考慮した抵抗運動（外転）

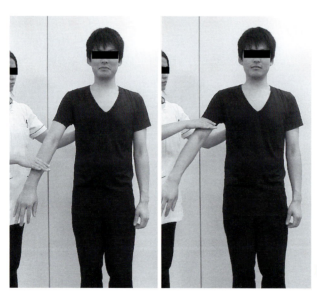

図16 肩関節以遠の関節の影響を考慮した抵抗テスト

度，等尺性抵抗運動をさせる．このような条件の変更で疼痛の減弱や筋出力に改善が確認できる場合，肩甲上腕関節の機能低下ではなく，肘や前腕部の機能低下が考えられるため，肘や前腕の機能評価が必要となる．

　d）腱板部位を考慮した抵抗テスト（図17）

　腱板は前述のように，肩甲上腕関節の前面では肩甲下筋が同一の筋でありながら上，中，下の3本の筋内腱に分かれ，後面では上，中に棘下筋の2本の筋内腱に分かれ，下に小円筋

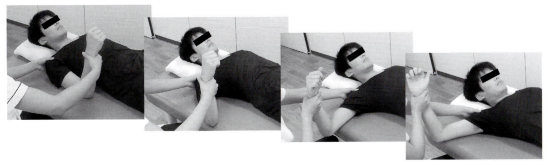

図17　腱板部位を考慮した抵抗テスト（内外旋）
肩甲骨面上外転角度が大きくなるにつれ疼痛の増悪や筋出力低下がみられる場合，腱板下部組織の機能不全が考えられる．

が，上部に棘上筋がある．各々の走行から肩甲骨面上の外転角度が大きくなるにつれ，骨頭を関節窩に引き寄せて求心位を保持するために活動する部位が変化する．下垂位だけでなく，肩甲骨面上の挙上角度の条件を変化させ，主訴にある疼痛が出現する肢位に近づけて内外旋等尺性抵抗運動をさせることで，腱板のどの部位の機能低下があるのか推察することができる．ただし，腱板は協調して関節包の張力を補助するため，この方法のみで厳密に障害部位を特定するのは困難である．

　　例：肩甲骨面上45°外転位において内外旋抵抗テストを実施しても著明な疼痛や筋出力の減弱は認められないが，挙上位において内外旋抵抗テストを実施した際に症状が再現される場合，主に小円筋，肩甲下筋下部線維の機能低下による症状と推察される．

3　治療方針の決定

　問診で何をしている時にどこが痛むのか，症状はいつ頃からで，問診時に至るまでどのような経過であったのかを確認する．その後，肩甲上腕関節の可動性の確認や，疼痛を再現させる各種テストにより，何による痛みなのかを評価し，症状を出している部位になぜ過度な負荷がかかり，柔軟性の低下や疼痛が出るのかを機能評価から推察することが治療方針の決定につながることとなる．機能障害を呈する部位を絞るため，様々な条件のテストがあるが，単一の条件を変化させるだけでなく，組み合わせることで機能が低下している部位を絞り，何が原因で何が結果なのか，症状に至る過程を推察することが重要である（図18）．特に肩甲骨の固定は，各条件と併用することで治療の優先順位を肩甲上腕関節にするか，肩甲胸郭関節にするかを選択する重要な一助となる（図19）．

　また，安静時痛や夜間痛，運動による筋の収縮痛がある場合，炎症の急性期であったり，筋の損傷が考えられ，運動により症状を増悪させることがあるため，評価により機能不全が疑われても治療の優先順位や強度には配慮が必要である．また，各機能不全を改善させる場合，行わせている運動が，正確に行えているかどうか確認する必要がある．例えば，腱板の筋力や協調性を改善させる場合，運動軸がずれた代償的な収縮となっているのに腱板収縮をしているつもりになっていないか，治療開始時には注意深く確認することが望ましい．

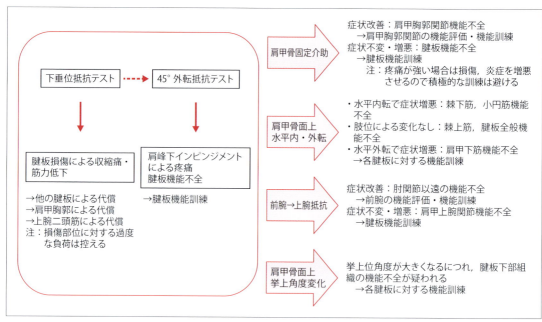

図18 治療方針決定の流れ

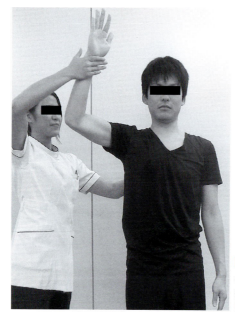

図19 腱板部位と肩甲胸郭関節機能を考慮した抵抗テスト
挙上位で症状があり，肩甲骨の上方回旋を介助することで疼痛軽減や筋出力向上が認められた場合，腱板下部組織ではなく，肩甲胸郭関節機能不全があると判断される．

おわりに

　肩関節の症状において，同じ動作や同じ部位に痛みや可動域制限を訴えていても，症状を出すに至る機能障害の過程は多岐にわたる．肩甲上腕関節の症状そのものに対して直接治療をすることで改善することもあるが，逆に症状を増悪させたり，効果が限定的，一時的になったりすることも多く，肩甲上腕関節の病態は周囲の機能障害の影響を少なからず受けていると考えられる．そのため，症状を出している部位に対する治療のみに固執することなく，周囲の機能評価と併せて総合的な身体機能へのアプローチが必要だと考える．

Clinical Case 　肩の理学療法への応用（図20）

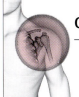

- 60代女性
- 診断名　右肩腱板損傷

問　診　患者の主訴は「肩の横が痛くて，洗濯物が干せない．結髪動作ができない」というもの．安静時痛はない．

痛みの再現　肩峰下impingement signが陽性であった．また，90°外転位で他動的に外旋させると，肩峰下に普段感じている痛みと同様の痛みが誘発された．以上より，この患者の痛みは第2肩関節の痛みであると判断できた．

機能評価　90°外転位で外旋の抵抗運動を行ったところ，肩甲骨の後傾，下制の動きが認められた．この動きを抑制し，再度，外旋の抵抗運動を行わせると，筋出力が低下し疼痛が増し，自動外旋可動域も減少した．以上より，この患者は腱板下部組織の機能低下が原因で，結髪動作など挙上位での動作が障害されていたと考えられた．

治療方針　肩甲骨の挙上方向への可動性を改善した後，腱板下部組織の機能改善を目的に，挙上位（90°外転位）での外旋運動を行わせた．外旋運動は，肩甲骨の代償（下制，後傾）を抑制し，介助運動から徐々に自動運動へと進めた．

結　果　治療後，挙上位での自動外旋可動域が改善し，挙上，結髪動作などの動作時痛も改善した．

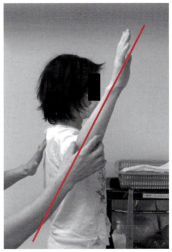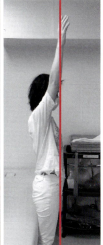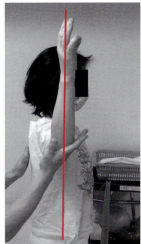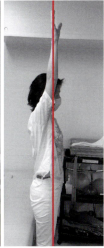

治療前　　　　　　　　　　　　　　　　　治療後

図20　右肩腱板損傷の治療前後の比較
治療前は挙上位（90°外転位）で肩甲上腕関節の外旋自動可動域の低下が認められた．肩甲上腕関節に対する機能訓練として，挙上位での外旋運動を介助運動を経て自動運動で行った結果，挙上位での外旋自動可動域が改善し，挙上角度も改善した．

ONE POINT ADVICE

知っておきたい肩甲上腕関節の動態解析─3D-to-2Dレジストレーション法─

高橋裕司

　関節のバイオメカニクスは関節疾患の病態を理解する上で重要視されており，以前より様々な方法で動態解析が行われてきた．肩甲上腕関節は自由度が高く，また体表から骨のランドマークまで距離があるため，動態解析が困難な関節である．体表マーカーを用いた動態解析では，動的な三次元での計測が可能であるが，体表マーカーと皮膚の間の誤差があることは否めない．屍体肩を用いての解析は関節内の詳細な動作を観察することが可能であるが，筋収縮を伴った動作を再現することは困難である．単純X線像を用いた解析は骨レベルでの計測が可能であり，X線透視画像を使用すれば動的な計測が可能となる．しかし，二次元での解析であるため精度の点で疑問が残る．Open MRIを使用する方法は三次元での計測が可能である．しかし，撮像時に被検者は計測時の姿勢を維持しなければならないため静的な評価となってしまう．このように，各解析方法は長所と短所があるので，動態解析の目的によって方法を選択すべきである．

1）3D-to-2Dレジストレーション法とは

　ここに紹介する3D-to-2Dレジストレーション法は，二次元のX線透視画像に三次元の骨モデルの位置を合わせることによって，動的な三次元動作を骨レベルで解析することが可能となる手法である．方法は，まず関節運動について，X線透視画像を用いて動態撮影を行う．その後，各被検者の解析する関節を構成する骨のCT撮影を行う．そのCT画像よりコンピュータソフトを用いて骨の3Dモデルを作成し，それぞれに座標系を設定する（図1）．完成した骨モデルを，コンピュータソフトを用いて透視画像の輪郭に位置を合わせ，関節運動における骨の空間位置での三次元動態を推定する（図2）．その得られた結果から，角度・距離など関節の動態解析を行う[1]．

　筆者らはこの3D-to-2Dレジストレーション法を用いて，健常者を対象に肩関節の肩甲骨面上挙上運動における上腕骨の外旋角度を計測した．前腕遠位に3kgの重錘を巻いて挙上運動を行った3kg負荷群と，負荷なしで挙上運動を行った無負荷群の二種類の試技を検討した．120°までの挙上運動の間で，上腕骨は肩甲骨関節窩に対して，無負荷群では26.5°，3kg負荷群では16.8°外旋した．しかし，無負荷群と3kg負荷群で，上腕骨の回旋角度には両群間で有意差を認めず，健常肩の肩甲上腕関節における上腕骨の回旋は，3kgの負荷ではあまり影響を受けず，上肢挙上を可能にすることが示唆された．

2）3D-to-2Dレジストレーション法の限界

　3D-to-2Dレジストレーション法の限界は，まず被曝の問題があることである．もう一つは透視像を一方向で撮影していると，画像の奥行き方向の精度に劣る点である．松木らは，一方向透視では透視画像内の上下左右の移動誤差は0.4mm，回旋が0.6°であるが，透視画像の奥行き方向の移動誤差は4.6mm，回旋が3.0°であり，やや精度が劣るため，奥行き方向の精度が必要となる動作解析では二方向透視が望ましいと報告している[2]．しかし，被曝量の問題もあるため，

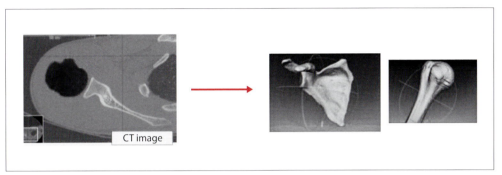

図1 骨の3Dモデルの作成

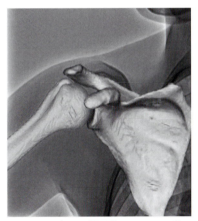

図2 骨モデルと透視画像のマッチング

適応を十分に検討する必要があることも述べている．このような限界を考慮すれば，3D-to-2Dレジストレーション法は有用な動態解析法の一つである．

文献
1) Banks SA, et al：Accurate measurement of three-dimensional knee replacement kinematics using single-plane fluoroscopy. IEEE Trans Biomed Eng 43：638-649, 1996
2) 松木圭介ほか：上肢のバイオメカニクス―肩関節における2D/3Dレジストレーション法の精度における生体力学的検討―．整・災外 55：1431-1436, 2012

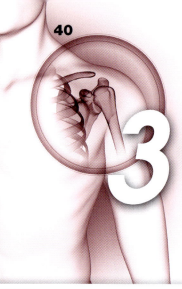

3 肩甲胸郭関節，肩鎖関節・胸鎖関節の機能に着目した肩の理学療法

千葉慎一

はじめに

　肩関節には3つの安定化機構が存在するといわれている．1つめは肩甲骨および関節唇によって作り出される関節窩の解剖学的な形状による安定化機構，2つめは関節包および腱板による安定化機構，そして3つめが肩甲胸郭関節（肩甲骨）による安定化機構である．前述の2つの安定化機構が上腕骨頭を肩甲骨関節窩に引き付けることで求心位を保つものであるのに対し，3つめの肩甲骨による安定化機構は，上腕骨の動きを追従するように肩甲骨が動くことによって上腕骨頭が関節窩から逸脱するのを防ぐものである．つまり，肩甲骨は肩甲上腕関節のショックアブソーバー，もしくは上腕骨の方向指示器のような機能を有しているのである．

　肩甲骨は様々な方向へ柔軟に動くことで肩関節の安定化に大きく寄与している．しかし，肩甲骨は鎖骨を介して胸郭と連結しているため，その運動は鎖骨の運動と連動して生じる．したがって，肩関節運動における肩甲骨の運動機能を理解するためには，肩甲胸郭関節，肩鎖関節，胸鎖関節それぞれの機能を理解し，鎖骨と肩甲骨の連動した動きを知る必要がある．

　本項では肩関節運動における肩甲胸郭関節，肩鎖関節，および胸鎖関節の機能と評価の方法について述べる．

1 肩関節の運動に必要な肩甲骨と鎖骨の機能

　一般的に，肩関節の挙上動作に伴い生じる肩甲骨の運動は挙上と上方回旋であり，鎖骨は上方傾斜した後に回旋（クランクシャフト運動）するといわれている．しかし，肩甲骨は円筒形の胸郭上に浮遊しているため，その運動は前額面のみならず矢状面，水平面，全ての面において遂行されている．また，屈曲と外転では肩甲骨の運動に違いが認められるといわれており[1,2]，そうすると当然，鎖骨の動きも屈曲と外転で異なるということになる．

A 肩甲骨の運動機能（肩甲胸郭関節）

　信原は，肩甲骨面上での挙上動作における肩甲骨の運動について，次のように述べている．すなわち，肩甲骨は挙上に伴い前額面では上方回旋し，矢状面では後傾，水平面では挙

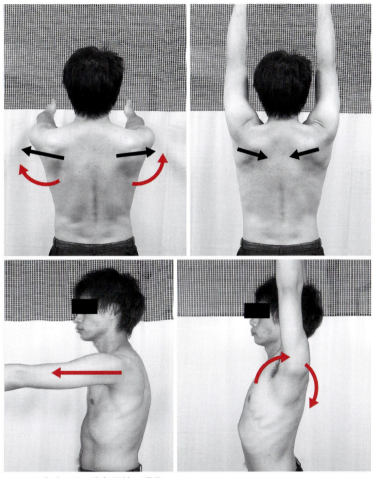

図1 屈曲時の肩甲胸郭関節の運動
前額面では肩甲骨は屈曲初期に外転しながら上方回旋し，中期以降からは挙上しながら上方回旋，内転する．矢状面では肩甲骨は屈曲初期では前方へ移動しながら後傾（上方回旋）し，中期以降は後傾（上方回旋）しながら挙上および後退し，最終的に後下方に下がる（後傾位となる）．

上 0～90°までは外転し，90°以降は内転すると報告している[1]．また，三浦らは，前額面上での肩甲骨の上方回旋量は屈曲と外転の間に差は認められないが，その運動には屈曲と外転の間で違いが認められたと報告している．すなわち，屈曲では肩甲棘内側端が屈曲 120°までは脊柱から離れ，120°以降では脊柱に接近していたのに対し，外転では肩甲棘内側端は初期から脊柱に接近する方向に移動し，90°以降は徐々に脊柱から離れると報告している[2]．

諸家の報告を筆者なりの解釈でまとめると，挙上動作が肩甲骨面より前で行われる屈曲動作では，前額面では肩甲骨は屈曲初期に外転しながら上方回旋し，中期以降からは挙上しながら上方回旋，内転する．矢状面では肩甲骨は屈曲初期では前方へ移動しながら後傾（上方回旋）し，中期以降は後傾（上方回旋）しながら挙上および後退し，最終的に後下方に下がる（後傾位となる）（図1）．一方，肩甲骨面より後方で行われる外転の場合，肩甲骨は前額面では外転初期から内転した状態から挙上，上方回旋し，最終的には屈曲時と類似した肢位にな

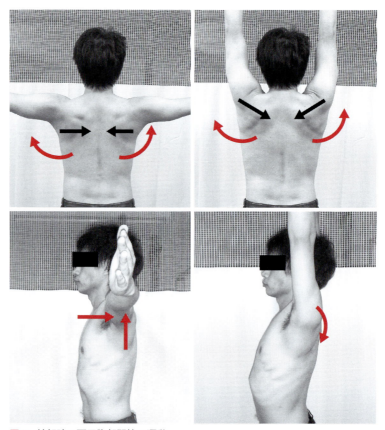

図2 外転時の肩甲胸郭関節の運動
前額面では外転初期から内転した状態から挙上，上方回旋し，最終的には屈曲時と類似した肢位になる．矢状面では肩甲骨は初期から後退した状態から挙上し始め，徐々に前方に移動しながら挙上し，最終的には屈曲同様に後下方に下がる（後傾）．

る．矢状面では肩甲骨は初期から後退した状態から挙上し始め，徐々に前方に移動しながら挙上し，最終的には屈曲同様に後下方に下がる（後傾）（図2）．

　では，肩甲骨はなぜこのような動きをするのであろうか．前述したように，肩甲骨は様々な方向へ柔軟に動くことで肩関節の安定化を図っており，上腕骨の方向指示器のような機能を果たしている．屈曲の場合，前半で肩甲骨が脊柱から離れるのは関節窩を前方に，後半で内転・下制・後傾するのは関節窩を後上方に向けるためである．また，外転の場合，初期から肩甲骨を内転させるのは関節窩を側方へ向けるためである．つまり，関節窩の向きを調整することで，上腕骨を肩甲骨面に近い面で挙上させることができるのである．もし，屈曲前半で肩甲骨が外転してこなければ，肩甲上腕関節はより水平内転位に近い状態での挙上動作を強いられることになる．一方，外転の場合，肩甲骨の内転が少ない場合，肩甲上腕関節は水平外転位の状態での挙上動作を強いられることになる（図3）．

B　鎖骨の運動機能

　上肢挙上動作で認められる鎖骨の運動について，三浦らは肩関節挙上における鎖骨の上方傾斜について次のように述べている．肩関節屈曲における鎖骨の上方傾斜は屈曲60°までは

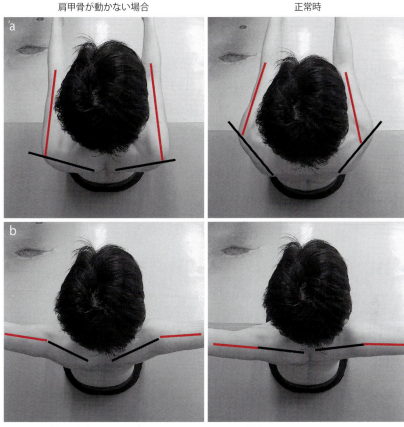

図3 肩関節運動時に肩甲骨が動かないことによる不利益
a 肩甲骨が外転してこなければ，肩甲上腕関節はより水平内転位に近い状態での挙上動作を強いられることになる．
b 肩甲骨の内転が少ない場合，肩甲上腕関節は水平外転位の状態での挙上動作を強いられることになる．

緩やかであり，90°以上で増加するとしている．また，外転では鎖骨の上方傾斜は外転初期から開始し，120°以降では変化しなくなると報告している[2]．また，Ludewigらは上肢挙上時の鎖骨後退角について研究しており，屈曲では0〜110°までの間に鎖骨後退角に変化が認められなかったのに対して，外転では早期から後退角が増すと報告している[3]．鎖骨の回旋に関してInmanは，挙上角度90°までは緩やかであり，その後は急峻に約40°回旋すると報告している[4]．一方，宮本らは，鎖骨の回旋角度はトータルで50°回旋し，上肢挙上角度90°までの間に30°回旋していたと報告している[5]．

以上のような諸家の報告を筆者なりの解釈でまとめると，屈曲運動における鎖骨の運動は，屈曲90°までは鎖骨の回旋が上方傾斜と比較して優位に行われる．次いで屈曲90°以後から鎖骨の上方傾斜が大きくなり始め，110°以降から後退が始まり，最終的には後下方へ移動する（図4）．外転運動では外転初期から鎖骨は後退した状態から上方傾斜が始まり，外転120°以降は鎖骨の後方回旋が中心となる（図5）．

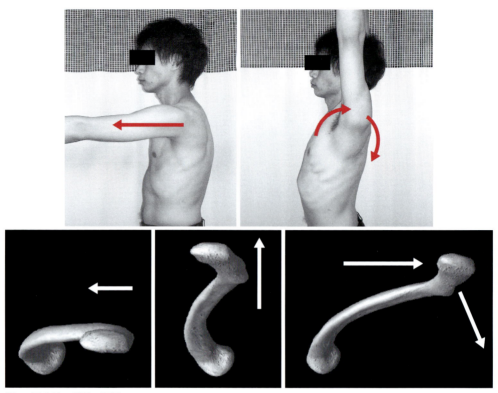

図4 屈曲時の鎖骨の運動
屈曲90°までは鎖骨の回旋が上方傾斜と比較して優位に行われる．屈曲90°以降から鎖骨の上方傾斜が大きくなり始め，110°以降から後退が始まり，最終的には後下方へ移動する．

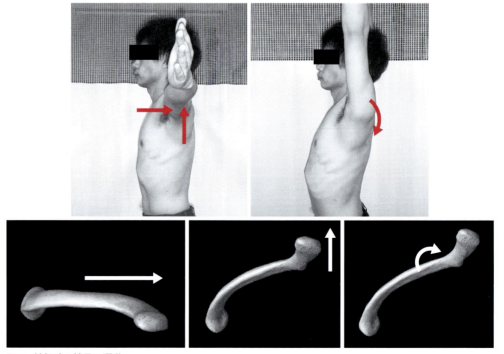

図5 外転時の鎖骨の運動
外転初期から鎖骨は後退した状態から上方傾斜が始まり，外転120°以降は鎖骨の後方回旋が中心となる．

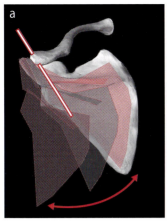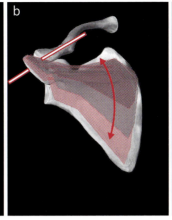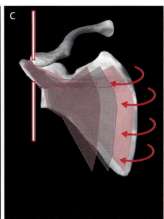

図6　肩鎖関節の運動
a　前額面：肩甲骨の上方回旋，下方回旋
b　矢状面：肩甲骨の前傾，後傾
c　水平面：肩甲骨の内旋，外旋

C　肩鎖関節，胸鎖関節の運動機能

　肩関節運動時の肩甲胸郭関節の運動は，肩鎖関節における肩甲骨の回転運動と胸鎖関節における鎖骨の運動があってはじめて可能となる．

1　肩鎖関節

　肩鎖関節の運動は鎖骨遠位端に対する肩甲骨の運動で表現される．肩鎖関節は多軸性の関節であり，その運動は前額面，矢状面，水平面でそれぞれ観察される．前額面上での運動は肩甲骨の上方回旋および下方回旋であり，肩鎖関節を通る前後軸に対する動きである．矢状面上での運動は前傾および後傾であり，肩鎖関節を通る水平軸に対する動きである．水平面上での運動は肩鎖関節を通る垂直軸に対する動きであり，肩甲骨の内旋（肩甲骨内側縁が胸郭背面から離れる運動），および外旋（肩甲骨内側縁が胸郭背面に近づく運動）である（図6）．

2　胸鎖関節

　胸鎖関節の運動は鎖骨の運動として表現され，肩鎖関節の運動と同様に，前額面，矢状面，水平面でそれぞれ観察される．前額面上での運動は鎖骨の上方傾斜および下方傾斜である．矢状面上の運動は前方回旋および後方回旋であり，水平面上の運動は前方移動および後退である（図7）．

3　肩鎖関節と胸鎖関節の協調運動

　Inmanらは，上肢挙上時の肩甲骨上方回旋は肩鎖関節での肩甲骨の上方回旋と胸鎖関節での鎖骨の上方傾斜によって構成されると報告している[4]．三浦らは，肩関節屈曲における肩甲骨の上方回旋は，屈曲早期から肩鎖関節で優位に行われ，屈曲90°以上では胸鎖関節における鎖骨の上方傾斜により行われると述べている．また，外転では肩甲骨の上方回旋は外転初期から胸鎖関節での鎖骨上方傾斜により優位に行われ，120°以降では肩鎖関節に移行すると報告している[2]．

　以上のような諸家の報告を筆者なりの解釈でまとめると，前述したような屈曲動作時の肩

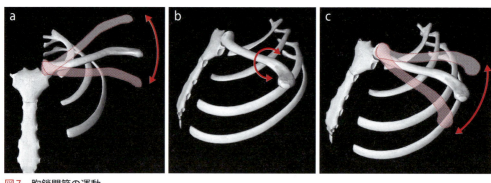

図7 胸鎖関節の運動
a 前額面：鎖骨の上方傾斜，下方傾斜
b 矢状面：鎖骨の前方回旋，後方回旋
c 水平面：鎖骨の前方移動，後退

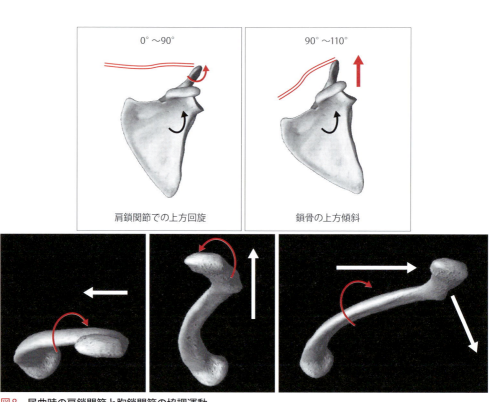

図8 屈曲時の肩鎖関節と胸鎖関節の協調運動
屈曲0°～90°の間では肩鎖関節で肩甲骨が上方回旋（後傾）し，胸鎖関節では鎖骨が軽度ではあるが前方に移動しながら後方に回旋している．90°～110°の間では肩甲胸郭関節の上方回旋（後傾）は胸鎖関節での鎖骨運動（上方傾斜および後退）により遂行される．したがって，この時，肩甲骨は肩鎖関節で上方回旋（後傾）した状態で鎖骨が上方傾斜することにより挙上する．110°以降になると，胸鎖関節で鎖骨は後退しながら下方傾斜および後方回旋する．鎖骨が後方回旋することにより，肩鎖関節では肩甲骨がさらに上方回旋（後傾）する．

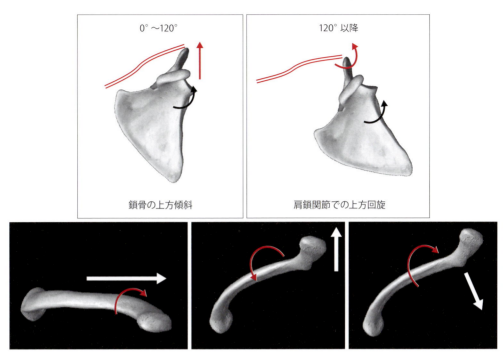

図9 外転時の肩鎖関節と胸鎖関節の協調運動
0°～120°までは胸鎖関節で鎖骨が後退した状態から上方傾斜することにより遂行される．この時，鎖骨は上方傾斜に伴い前方へ回旋する．120°以降は肩甲胸郭関節の上方回旋は肩鎖関節での肩甲骨の上方回旋（後傾）が中心となる．この時，胸鎖関節で鎖骨の後方回旋および下方傾斜が行われ，肩鎖関節で肩甲骨が上方回旋し，最終的に肩甲胸郭関節は下制，内転，上方回旋（後傾）した肢位になる．

甲胸郭関節の運動は，次のような肩鎖関節と胸鎖関節の協調運動により遂行されていると考えられる．屈曲0～90°の間では肩甲胸郭関節は前方へ移動（外転）しながら上方回旋（後傾）する．この時は肩鎖関節で肩甲骨が上方回旋（後傾）し，胸鎖関節では鎖骨が軽度ではあるが前方に移動しながら後方に回旋している．90～110°の間では肩甲胸郭関節は挙上しながら上方回旋する．この時の肩甲胸郭関節の上方回旋（後傾）は胸鎖関節での鎖骨運動（上方傾斜および後退）により遂行される．したがって，この時，肩甲骨は肩鎖関節で上方回旋（後傾）した状態で鎖骨が上方傾斜することにより挙上する．110°以降になると肩甲胸郭関節は内転，下制しながら上方回旋（後傾）する．この時は胸鎖関節で鎖骨は後退しながら下方傾斜および後方回旋する．鎖骨が後方回旋することにより，肩鎖関節では肩甲骨がさらに上方回旋（後傾）する（図8）．

外転動作時の肩甲胸郭関節の運動は，0～120°までは肩甲胸郭関節は内転した状態から上方回旋する．この時の肩甲胸郭関節の運動は胸鎖関節で鎖骨が後退した状態から上方傾斜することにより遂行される．またこの時，鎖骨は上方傾斜に伴い前方へ回旋するため，肩甲胸郭関節は結果的に内転位ではあるが外転方向へ移動する．120°以降は肩甲胸郭関節の上方回旋は肩鎖関節での肩甲骨の上方回旋（後傾）が中心となる．この時，胸鎖関節で鎖骨の後方回旋および下方傾斜が行われ，肩鎖関節で肩甲骨が上方回旋し，最終的に肩甲胸郭関節は下制，内転，上方回旋（後傾）した肢位になる（図9）．

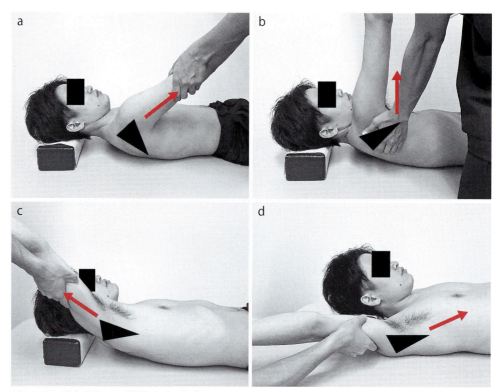

図10 肩甲胸郭関節の可動域評価（屈曲時）
a 屈曲初期，b 屈曲中期，c 屈曲後期，d 屈曲最終域
屈曲初期では外転および前傾の可動性，屈曲中期では外転および後傾の可動性を確認する．屈曲後期では外転・後傾位からの挙上および後傾の可動性，屈曲最終域では挙上・外転・後傾位からの内転および下制の可動性を確認する．

2 評 価

A 肩甲胸郭関節

1 可動域評価

　肩甲胸郭関節は上腕骨の運動を追従することで上腕骨頭を関節窩に対して求心位に保つ役割を果たす．したがって，肩甲胸郭関節の可動域評価では，様々な方向に対して肩甲骨関節窩を上腕骨長軸方向へ向ける可動性を有しているかどうかを確認する．

　例えば，屈曲動作の場合，屈曲初期では肩甲骨の外転および前傾の可動性，屈曲中期では外転および後傾の可動性を確認する．屈曲後期では肩甲骨の外転・後傾位からの挙上および後傾の可動性，屈曲最終域では挙上・外転・後傾位からの内転および下制の可動性を確認する（図10）．

　外転動作の場合，外転初期では肩甲骨の内転および下方回旋の可動性，外転中期では内転・下方回旋位からの内転および上方回旋の可動性を確認する．外転後期では肩甲骨の内転および挙上の可動性，外転最終域では内転・挙上・上方回旋位からの内転，下制，後傾の可

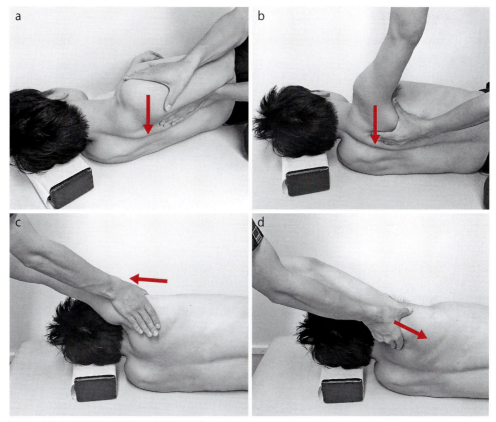

図11 肩甲胸郭関節の可動域評価（外転時）
a 外転初期，b 外転中期，c 外転後期，d 外転最終域
外転初期では内転および下方回旋の可動性，外転中期では内転・下方回旋位からの内転および上方回旋の可動性を確認する．外転後期では内転および挙上の可動性，外転最終域では内転・挙上・上方回旋位からの内転，下制，後傾の可動性を確認する．

動性を確認する（図11）．

2 筋力評価

　筋力は屈曲，外転の各時期に生じる肩甲骨の運動を考えると，どの時期にどの筋が優位に働かなければならないかが予測できる．屈曲動作では，初期に肩甲骨は外転しながら上方回旋するため，この時に最も活動するべき筋は前鋸筋である．屈曲中期では肩甲骨は挙上しながら上方回旋するため，この時に最も活動するべき筋は前鋸筋および僧帽筋上部線維である．屈曲後期では肩甲骨は後退しながら下制するため，この時に最も活動すべき筋は僧帽筋下部線維である（図12）．外転動作では，初期から中期かけて肩甲骨は内転した状態から挙上，上方回旋するため，この時に最も活動すべき筋は僧帽筋上部線維および中部線維である．外転後期では肩甲骨は上方回旋しながら下制するため，この時期に最も活動すべき筋は僧帽筋下部線維である（図13）．

　筋力評価はMMTにより行う．この時，教科書的には前腕に抵抗を加えるが，筆者は肩甲骨に直接抵抗を加えている．その理由は，肩関節に痛みのある患者に対して肩甲上腕関節を跨いで上腕や前腕に抵抗を加えると，痛みにより筋力を発揮できないからである．また，前

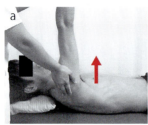
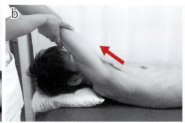
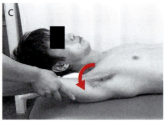

図12　屈曲時の肩甲骨周囲筋の活動
a　屈曲初期，b　屈曲中期，c　屈曲後期
初期は前鋸筋が活動し，肩甲骨は外転しながら上方回旋する．中期では前鋸筋および僧帽筋上部線維が活動し，肩甲骨は挙上しながら上方回旋する．後期では僧帽筋下部線維が活動し，肩甲骨は後退しながら下制する．

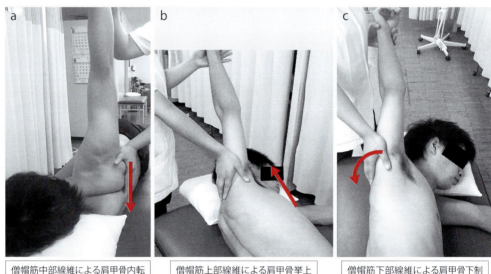

図13　外転時の肩甲骨周囲筋の活動
a　外転初期，b　外転中期，c　外転後期
初期から中期かけて僧帽筋上部線維および中部線維が活動し，肩甲骨は内転した状態から挙上，上方回旋する．後期では僧帽筋下部線維が活動し，肩甲骨は上方回旋しながら下制する．

述したように，肩甲骨の動作筋は全て胸郭および脊柱に起始部を持ち，肩甲骨に停止するため，MMTは体幹を固定した状態と固定しない状態で比較をする必要がある．肩甲骨周囲筋の純粋な筋力低下が認められる場合は，体幹を固定した状態としない状態のどちらでも筋力を発揮できない．体幹を固定することにより明らかな筋力の向上が認められる場合は，肩甲骨周囲筋筋力は正常であるが，肩甲骨周囲筋の起始部である体幹機能に問題があると評価することができる（図14）．

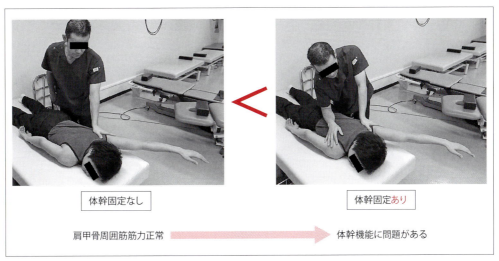

図14　肩甲骨周囲筋の評価
肩甲骨の筋力評価は体幹固定なしの状態と体幹を固定した状態の筋力を比較する．体幹を固定することで，明らかに筋力が向上する場合は肩甲骨周囲筋の筋力は正常であり，体幹機能に問題があると判断できる．

B　肩鎖関節・胸鎖関節

1　肩鎖関節

　筆者は肩関節運動時の鎖骨と肩甲骨がなす角，棘鎖角の変化を確認することで肩鎖関節の可動性を評価している．棘鎖角は患者の背面から鎖骨に対する肩甲棘の角度をみることで確認することができる．まずはじめに，安静時の棘鎖角を確認する．胸郭上での肩甲骨の位置，鎖骨の位置から安静時の棘鎖角を確認する．背面から肩甲骨の位置をみると肩甲骨は第2肋骨から第7肋骨の間にあり，肩甲骨上角は第2胸椎の高さ，肩甲棘の基部は第3胸椎の高さとなる．一方，前面から胸鎖関節をみた場合，胸骨柄は第3胸椎の高さにあり，鎖骨近位端（胸鎖関節）は第2胸椎の高さとなる．これを前後で対比すると，肩甲骨上角と鎖骨近位端（胸鎖関節），胸骨柄と肩甲棘基部が同じ高さとなる．したがって，鎖骨よりも肩甲棘が1椎体分下方に傾斜した状態が肩鎖関節（棘鎖角）の中間位と考えることができる（図15）．

　肩鎖関節が中間位の状態から屈曲，外転動作を行った際の鎖骨に対する肩甲棘の傾斜角度（棘鎖角）の変化を確認し，肩鎖関節の動きを評価する．屈曲の場合は屈曲初期から棘鎖角は大きくなり，屈曲最終域で最大となる．外転の場合，外転初期から中期にかけて棘鎖角は屈曲と比較して大きくならないが，外転後期から棘鎖角は大きくなり始め，最終域で最大となる（図16）．

2　胸鎖関節

　筆者は視診により鎖骨のポジションを確認し，さらに鎖骨を他動的に動かすことで，静的および動的側面の双方から胸鎖関節の機能を評価している．

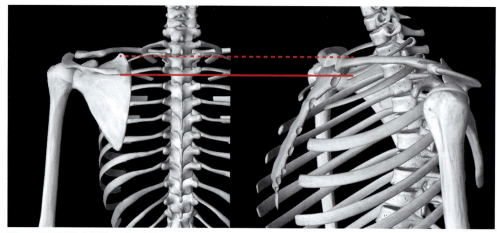

図15　肩鎖関節中間位の確認方法
肩甲骨上角は第2胸椎の高さ，肩甲棘の基部は第3胸椎の高さとなる．胸骨柄は第3胸椎の高さにあり，鎖骨近位端は第2胸椎の高さとなる．肩甲骨上角と鎖骨近位端，胸骨柄と肩甲棘基部が同じ高さとなる．したがって，鎖骨よりも肩甲棘が1椎体分下方に傾斜した状態が肩鎖関節の中間位と考えることができる．

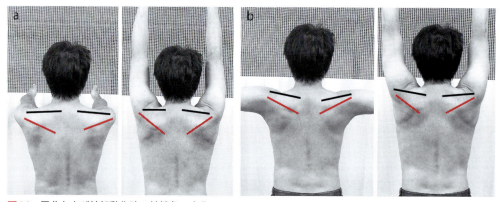

図16　屈曲および外転動作時の棘鎖角の変化
a　屈曲時の棘鎖角の変化
　　屈曲の場合は屈曲初期から棘鎖角は大きくなり，屈曲最終域で最大となる．
b　外転時の棘鎖角の変化
　　外転初期から中期にかけて棘鎖角は屈曲と比較して大きくならないが，外転後期から棘鎖角は大きくなり始め，最終域で最大となる．

a）視診

①前方からの観察

　鎖骨近位端と遠位端の高さの比較や，鎖骨のシルエットを観察することで，胸鎖関節のポジション（鎖骨の肢位）を評価することができる．鎖骨近位端に対して遠位端が同じ高さか，もしくは1横指程度高くなっている場合を正常とする．それ以上高くなっている場合は鎖骨が上方傾斜していることになる．また，前方から観察した時，鎖骨のシルエットが直線にみえる場合は鎖骨が後方に回旋している状態であり，明らかなクランク様の形状が観察される場合は，鎖骨が前方に回旋していることを表している．鎖骨の上方傾斜と前方回旋，下方傾斜と後方回旋は連動して生じるため，鎖骨近位端より遠位端が2横指以上高い場合は同時に鎖骨のシルエットがクランク様にみえることが多い（図17）．

3 肩甲胸郭関節，肩鎖関節・胸鎖関節の機能に着目した肩の理学療法

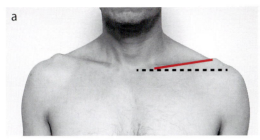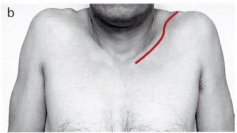

図17　胸鎖関節の肢位の確認（前方からの観察）
a　鎖骨近位端に対して遠位端が同じ高さか，もしくは1横指程度高くなっている場合を正常とする．
b　鎖骨のシルエットがクランク様にみえる場合は，鎖骨が前方に回旋していることを表している．

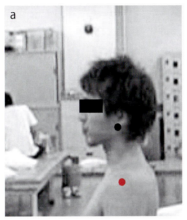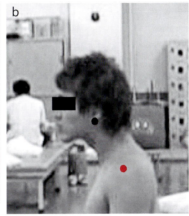

図18　胸鎖関節の肢位の確認（側方からの観察）
a　通常の場合，鎖骨遠位端は耳垂から下ろした垂線に近接した位置にある．
b　頭部が前方に移動した場合，鎖骨遠位端は耳垂から下ろした垂線より後方に位置することになる．このような状態は鎖骨が頚部に対して相対的に後退した状態になる．

②側方からの観察

　鎖骨のポジションは頚部との相対的な位置関係により決定される．通常の場合，鎖骨遠位端は耳垂から下ろした垂線に近接した位置にある（図18a）．図18bのように頭部が前方に移動した場合，鎖骨遠位端は耳垂から下ろした垂線より後方に位置することになる．このような状態は鎖骨が頚部に対して相対的に後退した状態になる．肩関節の屈曲は，鎖骨が前方から上方に傾斜しながら後退し，最終的には下制することで可能になる．しかし，頭部が前方に移動した姿勢から肩関節を屈曲させようとした場合，前述したように鎖骨は既に後退した状態になる．そのため，肩関節屈曲に伴う鎖骨の後退を十分に引き出すことができなくなり，屈曲運動が途中で終了してしまう．

b）触診

　肩峰を前後，上下に他動的に動かし鎖骨の動きを確認する．鎖骨は上方傾斜に伴い前方に回旋し，下方傾斜に伴い後方に回旋する傾向があるため，鎖骨の前方回旋の動きを確認したい場合は肩峰を前上方へ動かすことで確認する．後方回旋の動きを確認したい場合は肩峰を後下方へ動かすことで確認する．

3 治療方針の決定

　まずはじめに，安静時の鎖骨，肩甲骨のポジションを確認し，胸鎖関節，肩鎖関節の状態を把握する．その後，上腕骨の運動に肩甲胸郭関節が追従しているかを確認する．この時，肩甲骨の動きに伴う鎖骨の運動，肩鎖関節での肩甲骨の運動を同時に確認する．

　例えば，屈曲の場合は屈曲角度90°以下の肢位における肩甲骨の外転と下方回旋（前傾）の他に鎖骨が下方傾斜および前方に回旋しているか（胸鎖関節の動き），屈曲角度90°の肢位における肩甲骨の外転の他に鎖骨は前方移動および後方に回旋しているか，肩甲骨下角が体側まで動いているか（肩鎖関節の動き）を同時に確認する．屈曲角度90°以上では肩甲骨の挙上，上方回旋，後傾の可動性の他に鎖骨が上方傾斜しているかを確認する．屈曲最終域では肩甲骨の下制，内転の他に鎖骨が後退および下方傾斜しているか，肩甲骨下角が体側まで動いているかを確認する．外転の場合は外転初期に肩甲骨の内転，下方回旋の他に鎖骨は後退および後方に回旋しているか，外転90°以下の肢位で肩甲骨内転の可動性の他に鎖骨が後退しているか，後退した状態から上方傾斜しているかを同時に確認する．外転90°以上では肩甲骨の挙上，上方回旋の可動性の他に鎖骨が上方傾斜しているか，外転120°以上では屈曲最終域と同様に肩甲骨が挙上・上方回旋位から下制，内転しているかの他に鎖骨が後退および下方傾斜しているか，肩甲骨下角が体側まで動いているかを確認する．

おわりに

　広い可動性，運動性が求められる肩関節（肩複合体）の中で，肩甲胸郭関節は肩関節の安定性を求める上で最も重要な機能を果たしている関節のうちの一つである．肩甲胸郭関節の運動を評価する際は自動，他動どちらの場合であっても肩甲骨の動きのみを観察しがちである．しかし，前述してきたように，肩甲胸郭関節の運動は胸鎖関節における鎖骨の運動と肩鎖関節における肩甲骨の運動が生じてはじめて可能になる．そのため，自動，他動の評価により肩甲骨の動きに制限が認められた場合であっても，制限因子は肩甲胸郭関節自体（肩甲骨周囲筋）によるものか，肩鎖関節によるものか，胸鎖関節（鎖骨の運動）によるものなのかは正確には判断できない．したがって，私たちは「肩関節運動により表現される肩甲骨の運動は肩甲胸郭関節および肩鎖関節，胸鎖関節による協調運動の結果である」ということを常に頭の中にイメージしながら評価，治療を行う必要があると筆者は考える．

文献

1) 信原克哉：肩の仕組み．肩—その機能と臨床，第2版，医学書院，26-74，1995
2) 三浦雄一郎ほか：肩関節屈曲と外転における鎖骨・肩甲骨の運動—座標移動分析を用いた検討．総合リハ36：877-884，2008
3) Ludewig PM, et al：Three-dimensional clavicular motion during arm elevation：reliability and descriptive data. J Orthop Sports Phys Ther 34：140-149, 2004
4) Inman VT, et al：Observations on the function of the shoulder joint. J Bone Joint Surg Am 26：1-30, 1944
5) 宮本俊之ほか：上肢挙上時における鎖骨の動き．整外と災外46：890-893，1997

3 肩甲胸郭関節，肩鎖関節・胸鎖関節の機能に着目した肩の理学療法   **55**

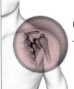

Clinical Case　理学療法への応用（図19）

- 20代　男性
- 診断名　インピンジメント症候群

痛みの再現　Neerインピンジメントサインが陽性であり，挙上最終域で肩峰下に痛みが認められた．

機能評価　患側上肢を他動的に屈曲させた時，最大屈曲位で肩甲骨下角の位置を確認すると，下角は体側中央まで動いていなかった．矢状面から姿勢を観察すると，耳垂より下ろした垂線に対して肩峰が前方にあり，自動で肩甲骨を挙上させても，肩峰は耳垂より下ろした垂線より前方に位置していた．前額面より姿勢を観察すると，鎖骨のシルエットはクランク様であり鎖骨が前方に回旋しているのが観察された．さらに，大胸筋の過剰な緊張を触診できた．以上より，この症例は大胸筋の緊張により鎖骨の後退，および後方回旋が阻害されていたと考えられた．鎖骨の後退および後方回旋の動きが大胸筋により妨げられていたため，挙上位で肩甲骨上方回旋（後傾）が妨げられており，その結果，肩峰下でインピンジメントが生じたと考えられた．

治療方針　この症例に対して，鎖骨の動きの改善を目的に，大胸筋のリラクゼーションを行った．

結果　安静時の肩峰位置は後退し，肩甲骨挙上動作でも肩峰は耳垂より下ろした垂線に対して後退した．Neerインピンジメントサインは陰性となり，最大屈曲域での肩峰下の痛みは消失し，屈曲可動域も増加した．

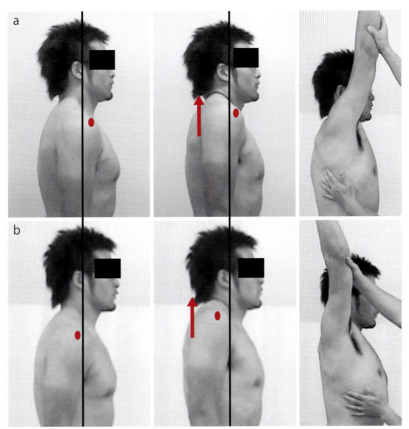

図19　症例
　a　訓練前：肩峰は耳垂から下ろした垂線より前方に位置している．
　b　訓練後：肩峰は耳垂から下ろした垂線より後方に変位し，肩関節の挙上角度が増した．

ONE POINT ADVICE

知っておきたい上肢挙上時における肩甲骨・鎖骨の運動機能評価のポイント

三浦雄一郎

　上肢挙上に伴い，肩甲骨が上方回旋することは一般的に知られている．しかし，臨床において肩関節疾患患者の肩甲骨運動の異常について，上方回旋のみで評価することは困難である．その理由は，ほとんどの肩関節疾患患者では上肢挙上に伴う肩甲骨上方回旋が生じるためである．そのため，上肢挙上時の肩甲骨運動をどのように評価し，捉えるかが重要であり，治療効果にも影響する．そこで，上肢挙上時の肩甲骨運動の特徴について，肩甲骨上方回旋以外の新たな視点が必要になる．筆者が臨床で用いている，上肢挙上時の肩甲骨・鎖骨の運動評価に関するone point adviceを紹介させて頂く．

1）肩関節屈曲と外転時の肩甲骨運動の特徴

　図1は，安静下垂時の肩鎖関節，肩甲棘三角，下角の位置をそれぞれ座標の中心とし，肩関節屈曲と外転時の各位置を投影した運動軌跡を表している[1]．肩鎖関節は屈曲，外転で同様の軌跡になるが，動き出すタイミングが異なる．屈曲では90°までその位置を変えないが，120°以降になると頭上，脊柱方向に動き出す．外転では動作開始時から積極的に動く．肩甲棘三角は屈曲と外転で異なる軌跡をたどる．屈曲では挙上中期まで脊柱から離れる方向であり，90°で方向転換し，挙上中期以降脊柱に接近する．外転では挙上中期まで脊柱に接近し，90°で方向転換し，挙上中期以降に脊柱から離れる．屈曲，外転ともに肩甲棘三角は尾側方向に移動する．下角は屈曲，外転ともに半円運動が生じるが，屈曲は外転と比較してより大きな円運動になる．これらの相違は肩関節屈曲と外転で肩甲骨の上方回旋の軸が挙上中期で変化することを示す．一般的な肩甲骨上方回旋の軸は肩鎖関節であると考えられる．肩鎖関節から最も遠く離れる肩甲骨部位は下角となり，肩甲骨上方回旋は肩鎖関節と下角を結んだ線が半径となるダイナミックな円運動になる．よって，肩鎖関節を軸とした上方回旋運動を継続すると，下角は胸郭外縁を逸脱することになる．そこで，屈曲において挙上中期に上方回旋の運動軸を肩甲骨内に移行させ，肩甲骨全体をコンパクトに回転させ，下角の逸脱を最小にする．肩甲骨内を軸とした肩甲骨上方回旋では肩峰が脊柱方向に動かなくてはならないが，その内側には鎖骨が存在し，肩峰の運動を阻害することになる．そこで，鎖骨運動が重要になる．胸鎖関節を軸とした鎖骨後退によって肩峰が内側に運動できる空間を作り出すことができる．外転では肩甲骨の関節窩を外側方向に向けておくことが求められる．そのため，肩甲骨の上方回旋は早期から胸鎖関節を軸とした上方回旋になる．このように，正常では屈曲，外転のいずれにおいても挙上中期で肩鎖関節，胸鎖関節による肩甲骨上方回旋の貢献度が変化し，肩甲棘三角の軌跡がX軸において反転する特徴があることを理解して頂きたい．

2）上肢挙上時の肩甲骨運動評価の実際

　肩関節疾患患者における上肢挙上時の肩甲骨運動を評価するに当たり，以下のポイントに注意

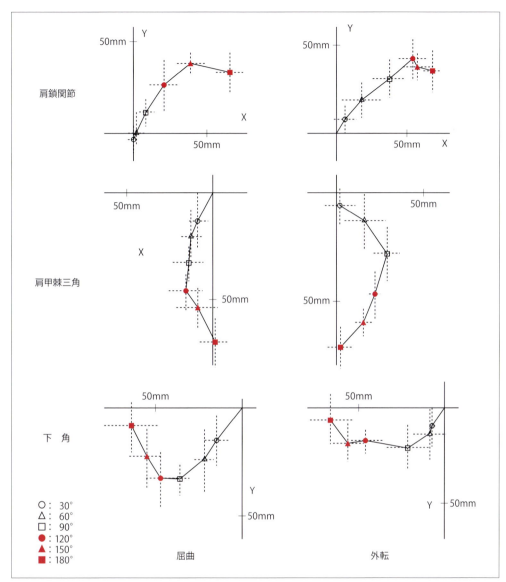

図1 肩関節屈曲と外転時の肩甲骨運動の特徴

して頂きたい．
①上肢挙上によって肩甲骨上方回旋は生じるが，運動方向によってその構築の仕方が異なる．そこで，各部位が屈曲と外転で正常と同様の軌跡を描けるか評価する．
②肩鎖関節で評価する場合，屈曲と外転では軌跡自体は変わらないが，鎖骨運動のタイミングは異なる．
③下角を触診しながら運動軌跡を評価することは困難である．
④肩甲棘は容易に触診できることから，上肢挙上時の肩甲骨上方回旋の軸変化を評価するのに適

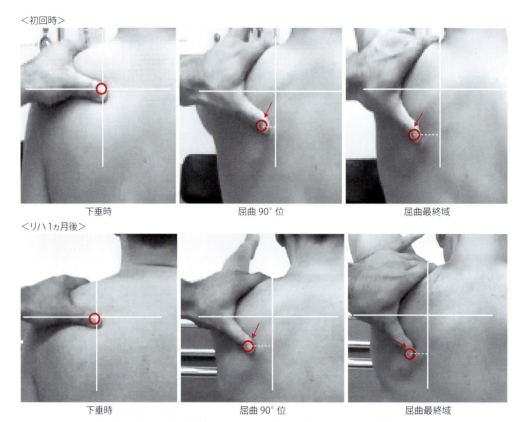

図2 上腕骨近位部骨折術後の肩関節屈曲時の肩甲骨運動評価の実際（肩甲棘三角の軌跡による評価）
上段は術後5ヵ月（当院では初回時）で屈曲最終域は150°であった．肩鎖関節を1軸とした上方回旋になっている．
下段はそれから1ヵ月後で屈曲最終域は170°であり，挙上時のだるさが軽減．挙上中期まで肩鎖関節を軸とした上方回旋であり，中期以降は肩甲棘三角は脊柱に近づきながら下降していることが観察でき，鎖骨後退を含んだ上方回旋に改善した．
座標は下垂時の肩甲棘三角の位置を中心としている．○は屈曲時の肩甲棘三角の位置を示す．矢印は運動軌跡の方向を示す．

している．セラピストの母指を肩甲棘の下端に添わせ，母指の爪が丁度，肩甲棘三角の位置に当たるよう設定する．力を入れ過ぎると動作中に肩甲棘の動きを見失うので注意する．

肩関節疾患患者でみられる評価結果（肩甲棘三角の軌跡による評価）として，屈曲，外転ともに肩甲骨上方回旋の軸変化が生じないことが挙げられる．中期までの上方回旋の構築は良好であるにもかかわらず，90°付近で生じるはずのX軸上での切り替えが起こらず，そのままの運動軸で上方回旋が継続する（図2）．筋力が問題となるケースでは屈曲中期まで前鋸筋の作用により上方回旋が誘導されるが，僧帽筋下部線維の筋力低下によってX軸上での切り替えが困難になることがある．また，小胸筋の短縮により，上肢挙上時に必要な後方傾斜，外旋が阻害され，鎖骨後退が生じないこともある．肩関節拘縮，腱板機能の破綻，三角筋の機能低下などの肩甲上腕関節制限が肩甲骨の代償運動を引き起こすこともあるので，双方の関連性についても配慮する．

筋が運動に関与することは当然のように考えられている．しかし，経験上，筋は運動よりも姿

勢を優先すると考えた方が良いように思われる．肩関節で例えると，肩甲挙筋の起始は第1〜4
頚椎の横突起であり，停止は上角である．いわゆる猫背のような不良姿勢の場合，胸郭に対して
頭部が前方に位置するので，肩甲挙筋は頭部の重さを制御するために作用する．肩甲挙筋の過剰
収縮や短縮によって，上肢挙上時に必要な肩甲棘三角や下角の尾側方向への運動を阻害する．こ
れは肩甲挙筋が運動よりも姿勢保持を優先するからに他ならない．しかし，このような場合でも
上肢挙上時に必要な肩甲骨上方回旋は生じる．上角を支点とし，鎖骨挙上させることで上方回旋
は可能であり，この時の上方回旋の主要な筋は僧帽筋上部線維になる．このことから，単に肩関
節，肩鎖関節，胸鎖関節による運動を評価する以前に，姿勢評価が重要であることが窺える．器
質的に姿勢に問題がある症例では，そもそも正常を求めることがナンセンスであり，肩関節・鎖
骨運動を評価するに当たっても念頭に入れておく必要がある．

文献
1）三浦雄一郎ほか：肩関節屈曲と外転における鎖骨・肩甲骨の運動─座標移動分析を用いた検討．総合リハ
　　36：877-884，2008

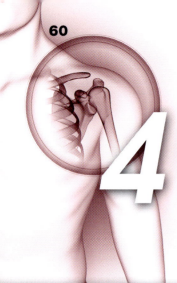

4 肩甲上腕リズムに着目した肩の理学療法

尾﨑尚代

はじめに

我々理学療法士は，肩関節に主訴を持つ患者に理学療法を実施する際に，問診を行ったのち，主訴を再現するために肩関節運動の観察を実施している．肩関節運動の観察に欠かせないのが肩甲上腕リズムについての知識である．肩甲上腕リズムは，上腕骨，肩甲骨，鎖骨や体幹の運動が関与するとされている．このうちのどれか一つでも障害されると肩甲上腕リズムが乱れ，疼痛や肩関節の機能障害につながる．

臨床上では，肩関節拘縮が認められない症例でも，肩をすくめながら上肢を挙上したり，肩峰の高さを変えないで上肢を挙上したりする症例を多く見受ける．これらは肩甲上腕リズムの乱れを示していると考えられ，特にインピンジメント症候群の症例によくみられる現象である．

本項では，インピンジメント症候群の症例に対する理学療法を具体例として，肩甲上腕リズムの乱れに対する筆者の考え方を述べる．

1 肩関節の運動に必要な肩甲上腕リズムの機能

1934年にCodmanが，上肢挙上に付随して肩甲骨が回旋する連動した現象をscapulohumeral rhythm（肩甲上腕リズム）と名付けた．1944年にInmanがsetting phaseの概念と，上腕と肩甲骨の運動は2：1と一定の割合であることを報告して以来，様々な研究・報告がなされてきた．しかし，肩甲上腕リズムについて報告されてから80年以上経過した現在でも，学校の授業ではInmanが報告した肩甲上腕リズムは2：1であることが通説となっている．一般的には，肩関節全体の運動を100％とすると，上腕60％，肩甲骨および鎖骨30％，体幹10％の協調運動とされており，肩関節運動における肩関節複合体の運動をまとめると表1のようになる．

現在までの肩甲上腕リズムの報告は，そのほとんどが肘関節の運動を伴わずに測定された研究である．しかし，日常生活動作を観察してみると，肘関節を伸展位に保持した肩関節の挙上運動は皆無である．実際の日常生活動作は，手を目標物に到達させるために距離を調節する肘関節の運動を伴った肩関節の挙上運動である．

表1 肩関節運動における肩関節複合体の運動の割合

相 部位	1	2	3
肩関節	腕下垂位→前挙60° 側挙30°	→前挙90° →側挙90°	→最大挙上位
胸鎖関節	鎖骨外端の挙上12〜15°	鎖骨外端の挙上30〜36°	クランクシャフト上回旋30〜40° 前挙が側挙より先に
肩甲胸郭関節	前後軸の回旋 個人差強く setting phase	肩関節に対する肩甲骨の運動比 2：1＝肩関節10°：肩甲骨5°	運動比は逆転 1：2＝肩関節5°：肩甲骨10°
肩鎖関節	垂直軸にて角度10°増 前挙＞側挙		角度はさらに10°増 合計20°増

（文献1より引用）

そこで，肘関節運動の有無が肩甲上腕リズムに与える影響について，三次元動作解析装置を用いて，肩甲骨面上での肩関節の挙上動作および下降動作について調査すると，図1, 2のような結果になった[2]．挙上運動の時はどちらも肩甲骨の上方回旋は直線的に増加するが，その違いはいわゆるsetting phaseで著明であり，肘関節の運動を伴った挙上動作の方が肩甲骨の上方回旋が大きかった．また，下降運動時は，直線的に肩甲骨の上方回旋角度が減少する肘関節伸展位での運動に対し，肘関節の屈伸運動を伴う時は放物線状に上方回旋角度が減少していた．この結果から，肩関節挙上運動において肘関節の運動を伴うことで，肩甲胸郭関節の担う運動が増加することが示唆される．したがって，症例の肩甲上腕リズムを診る際には，肩甲骨の機能が重要になる．

肩甲骨の機能については，三浦ら[3]が，透視下レントゲン像を用いて肩関節屈曲運動および外転運動時の肩甲骨運動の特徴について調査している．肩甲骨の上方回旋は，肩鎖関節での上方回旋と胸鎖関節での鎖骨の上方傾斜によって構成されるが，屈曲では肩鎖関節が軸となり，外転では肩甲骨内に軸が移働する．つまり，屈曲は，肩甲骨内側縁が脊柱から離れるような上方回旋であり，外転では，鎖骨の運動を伴い，肩甲骨内側縁が脊柱に接近するような上方回旋が必要となる．したがって，このような肩甲骨の動きをするための肩甲骨の可動性と，前鋸筋や僧帽筋下部線維の筋力が必要になる．

しかし，正常な肩甲上腕リズムを獲得するためには肩甲骨の機能のみでは不十分で，肩甲上腕関節の動きを司る腱板の働きも必要になる．

肩甲上腕リズムを評価するには，一連の肩関節挙上運動を動作観察することが臨床上では一般的であるが，腱板の機能を評価する時は，ある一定の角度での筋力を診る方法を選択することが多い．オーバーヘッドスポーツ選手に対してzero positionでの外旋保持筋力を評価するように，徒手筋力検査法を用いた筋力テストも重要ではあるが，角度を変化させて腱板の筋力を評価する必要があると考える．

筋硬度計を用いて，挙上角度の違いによって棘下筋収縮時の筋硬度がどのように変化するかを調査した[4]．その結果を図3に示す．測定肢位は，下肢や体幹の影響を受けないようにした腹臥位ではあるが，下垂位から挙上するにしたがって棘下筋の上部線維から下部線維に筋硬度の高い部分が変位した．近年，腱板には筋内腱があり，棘下筋や肩甲下筋には複数の筋内腱が存在することが明らかになってきている．今回の結果と合わせて考えると，肩関節

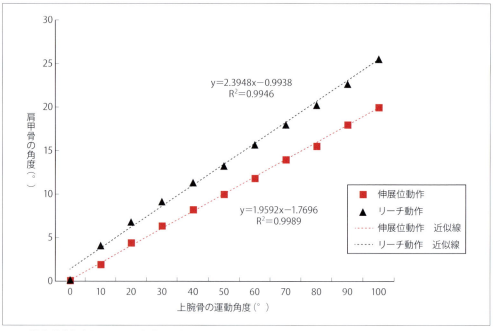

図1 挙上運動角度と肩甲骨の運動の関係

到達点を規定した時の肘関節伸展位での上肢挙上（伸展位動作■）と，肘関節の運動を伴った上肢挙上（リーチ動作▲）の上腕骨の運動角度と肩甲骨の運動の関係を示す．伸展位動作よりもリーチ動作の方が肩甲骨の上方回旋角度が大きくなった．

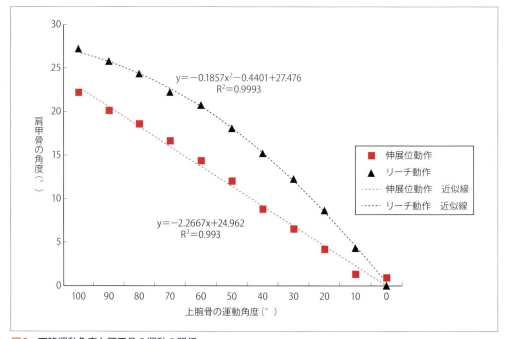

図2 下降運動角度と肩甲骨の運動の関係

運動開始点を規定した時の肘関節伸展位での上肢下降（伸展位動作■）と，肘関節の運動を伴った上肢下降（リーチ動作▲）の上腕骨の運動角度と肩甲骨の運動の関係を示す．伸展位動作よりもリーチ動作の方が肩甲骨の上方回旋角度が大きくなり，その違いは挙上運動時よりも著明だった．

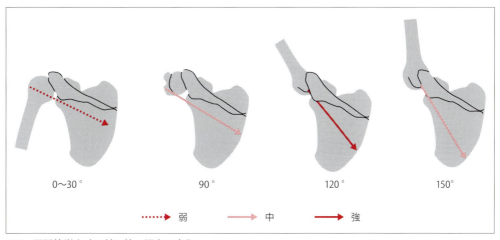

図3　肩関節挙上時の棘下筋の張力の変化
下垂位から挙上するにしたがって，棘下筋の上部線維から下部線維へ筋硬度の高い部分が変位した．

挙上動作において，初期では肩甲下筋の上部線維や棘下筋上部線維が働き，挙上角度が増加するにしたがって肩甲下筋の下部線維や棘下筋の下部線維・小円筋が働くと推測される．したがって，肩甲上腕関節の運動が生じるためには様々な角度で腱板が働くことが必要であり，様々な角度での腱板の機能を評価することが重要である．

さらに，肩関節運動の約10％ではあるが，体幹の働きも重要である．症例によくみられる現象を再現するために，テーピングにて動きを制限して肩関節挙上運動をした写真を図4に示す．テーピングを行っただけでも姿勢の変化がみられ，さらに挙上運動時の肩関節の角度にも変化が認められる．肩関節以外の動きの制限があるにもかかわらず，当該症例は自分が想定した空間に手を動かそうとするため，肩関節に症状が発生することが想像できる．

2　評　価

図5は，下垂位から上肢を最大挙上した時のレントゲン正面像である．上肢を挙上した時の肩甲骨や鎖骨，胸郭の変化が動作観察でイメージできているだろうか？　症例によって挙上の仕方は様々であることがわかる．肩甲上腕リズムは2：1という知識は重要かもしれないが，患者自身の身体機能によって疼痛が生じることなく，目的とする動作が遂行可能であることが肩甲上腕リズム獲得の目的と考える．したがって，肩甲上腕リズムが関与する全ての身体機能を評価する必要があるが，ここでは評価の考え方のポイントに絞って述べる．

A　動作観察

姿勢を観察してから動作観察をする．姿勢観察時には，静止肢位の左右差が問題視され易いが，それは重要ではなく，肩関節の運動に必要な各部位がどのように動くかを観察する．実際には，肩関節の最大運動時に，左右の肩峰の高さ，両耳と上腕の間隔，体側の伸び具合，胸郭や腰椎の運動性の確認をする（図6）．

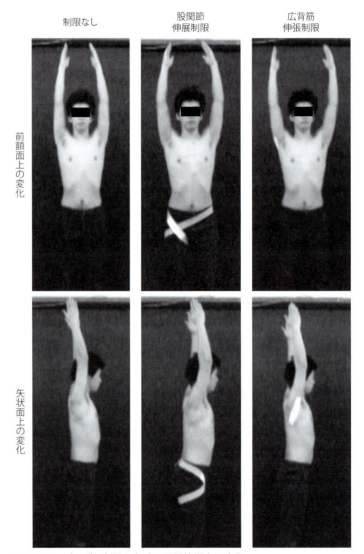

図4　テーピングで制限した時の肩関節挙上の変化
制限なしと比較して，股関節伸展を制限した場合は腰椎前弯が増大し，肩関節挙上角度が減少する．広背筋を制限した場合は，肩関節挙上角度は減少するが，最大挙上位は軽度外転位を呈している．

　例えば，体幹に対して頭位が前方に位置していることによって，肩関節外転運動時の運動面は肩峰よりも後方に偏位していることになり，その患者の外転運動は過度の伸展を伴うことになる．静止立位時の肩峰を通る前額面上で外転運動をした時に疼痛が出現しなければ，体幹に対して頭位が前方にあることが肩関節外転運動時に生じる疼痛に関与しており，その原因として考えられる頸部や前胸部，肩甲骨等の可動性を確認する必要がある．

B　肩甲骨の可動性

　図7のように，肩関節最大挙上時には前額面上で60°，矢状面上で30°，水平面上で40°の肩甲骨の可動性が必要となる[1]．しかし，肩甲骨は体の後方で胸郭上に浮遊しているた

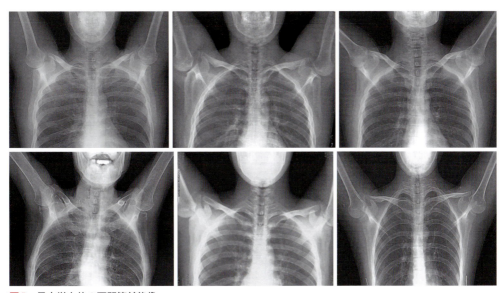

図5 最大挙上位の肩関節前後像
同じような外転角度でも，症例によって肩関節複合体のアライメントは様々である．

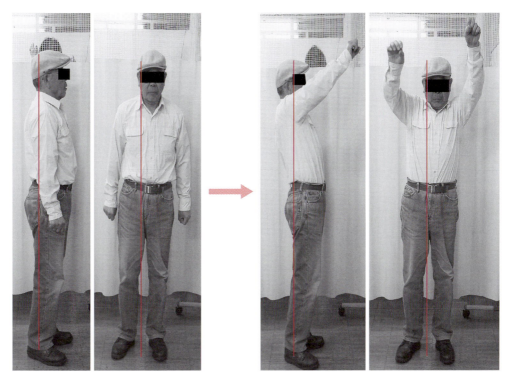

図6 姿勢と動作の観察
この症例の安静立位から肩関節最大挙上運動時では，肩関節の可動域制限が認められる他，前胸部と右体側の柔軟性が欠如しており，腰椎での伸展運動による代償動作が認められる．

め，胸郭の形状に肩甲骨の可動性は影響を受け，さらに本人は肩甲骨の運動を視覚的に認識できない．他動的な肩甲骨の可動性を確認するのはもちろんだが，自動運動が遂行できるか

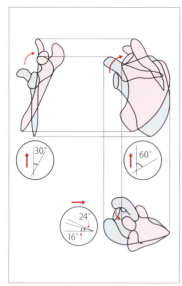
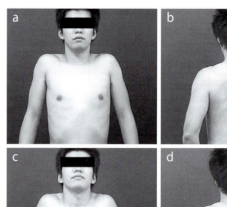
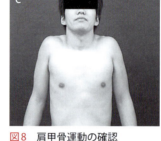
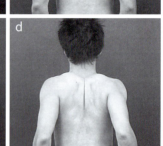

図7 肩甲骨の可動性（文献1より引用）

図8 肩甲骨運動の確認
a 肩甲骨の挙上運動
b 肩甲骨の内転運動
c 肩甲骨の挙上運動にみられる代償運動．首をすくめるような運動になっている．
d 肩甲骨の内転運動にみられる代償運動．肘を後ろに引く運動が生じている．

確認する必要がある．患者によっては，肩をすくめているつもりが首をすくめている，あるいは，胸を張っているつもりが肘のみが後方に引けていることがある（図8）．

C 肩関節の可動域テスト

　肩関節の可動域測定には，日本整形外科学会・日本リハビリテーション医学会（1995年）が提唱している「関節可動域表示ならびに測定法」を用いる．この時の肢位は坐位または立位とされている．しかし，肩関節は浮遊関節であるため，肩関節の可動域には，坐位では体幹からの影響を受け，立位では体幹・下肢からの影響を受けると考える．したがって，肩関節の可動域については，体幹や下肢からの影響を除外する肢位である背臥位でも計測する．もし，坐位や立位との可動域に違いがあるならば，体幹や下肢の機能評価に視点を向ける必要性が示される．肩甲上腕関節のみの可動域を測定するなら，肩甲骨を固定する必要がある．
　我々は，肩甲上腕リズムが関与する身体各関節に可動域制限が認められた時に，それを改善しようと試みる．しかし，その可動域制限は真の可動域制限であるかに疑問を持つべきである．患者は「動かない」と訴えるが，その中には，動かない・動けない・動かせないという意味も含まれる．肩甲上腕関節の不安定性が存在することによって動かせない場合は，動かせない原因である肩甲上腕関節の不安定性を改善する必要があり，時に解剖学的修復が必要な場合がある．

D 疼痛誘発テスト

　図9に示したのはpainful arc sign（有痛弧徴候）であり，図10に示したのはいわゆるイン

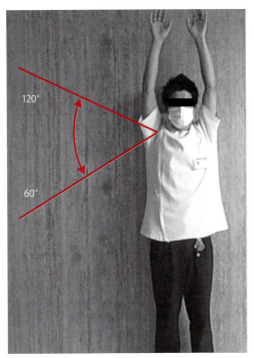

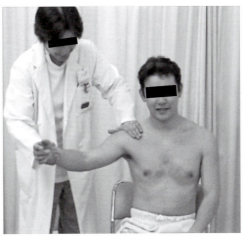

図10 インピンジメントテスト
患者の肩甲骨を上方から固定し，肘伸展位で上肢を他動的に屈曲させた際に疼痛や不快感を生じるものを陽性とする．

図9 painful arc sign（有痛弧徴候）
肩関節の挙上運動や挙上位からの下降運動で約60〜120°の間で疼痛が発生する場合を陽性とする．

ピンジメントテストである．

　painful arc signは肩を挙上する時，あるいは挙上した位置から下ろしてくる時，ほぼ60〜120°の間で特に強い痛みを感じた場合を陽性とする．一方，インピンジメントテストは患側の肩甲骨を固定して，肩甲上腕関節のみで屈曲をさせた時に，疼痛が発生した場合を陽性とする．

　どちらもインピンジメント症候群の症例で認められるが，painful arc signとインピンジメントテストの関連性を考えてみると，インピンジメント症候群の発生原因がみえてくる．インピンジメントテストのポイントは肩甲骨を固定することであり，肩甲骨を固定した状態で上腕骨を挙上することによって，肩峰下で腱板を挟み込み疼痛が生じるとされている．それはpainful arc signと同様の範囲で生じる．ここで重要なのは疼痛が生じるかどうかではなく，肩甲骨が固定されているために疼痛が生じると考えることであり，painful arc signは肩甲骨が固定されているから肩峰下で腱板を挟み込み疼痛が生じるとも考えられる．したがって，肩甲骨の固定されている状況を解除した時に疼痛が発生するかどうかを診る必要があり，この時に疼痛が発生しなければ，肩甲骨の固定が疼痛発生に関与していたと考えられ，肩甲骨の可動性に関する評価を詳細にすべきである．

　肩関節に関する疼痛誘発テストは，「1　肩関節障害の評価と理学療法」の図3にあるように様々なものが存在するが，それぞれのテストでの陽性・陰性の結果にとどまらず，陽性になる発生機序を考えながらテストを行うと，治療プログラム立案のヒントになる．

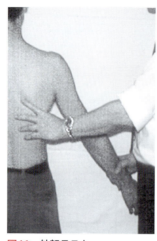 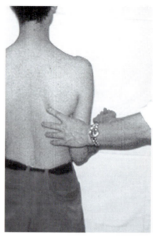

図11　外転テスト　　　　　図12　内旋テスト・外旋テスト

E　腱板機能について

　図11, 12は筋収縮による疼痛誘発テストだが，テスト肢位における筋の活動バランスも評価できる．

　図11に示した外転テストでは，下垂位ならびにscapular plane上45°外転位で肩関節内外旋中間位を基準肢位とする．被検者には他動的に基準肢位を保持させ，検者は肩甲骨下角を触診しながら外転運動に対して等尺性に抵抗をかけた時，さらに基準肢位から上肢の位置を変化させた時の疼痛の有無や筋出力，肩甲骨・上腕の反応を確認することで，病態や機能障害が推測できる．

　scapular plane上45°外転位における肩関節内外旋中間位は，関節包の張力が釣り合う肢位とされ，関節包の緊張による影響が最も少ない肢位と考えられている．インピンジメント症候群の症例の場合，下垂位外転テストでは，上方の関節包の緊張により上腕骨頭が上昇しないが，scapular plane上45°外転位では腱板機能が低下している症例は，肩甲骨に対して骨頭の相対的な上昇が認められる．また，腱板断裂症例で挙上運動が困難な場合，scapular plane上45°外転位に保持できると理学療法で良好な結果が得られることを経験する．

　図12に示した内旋テスト・外旋テストは，下垂位で肘関節90°屈曲位・肩関節内外旋中間位を基準肢位とする．被検者には基準肢位を保持させ，検者は肩甲骨下角を触診しながら内旋あるいは外旋運動に対して等尺性に抵抗をかけた時の疼痛の有無や筋出力，肩甲骨・上腕の反応を確認することで，病態や機能障害が推測できる．さらに，基準肢位から上肢の位置を変化させた時の反応をみることで，肩甲下筋や棘下筋のより詳細な機能障害が推測できる．

　外転テストや内旋テスト，外旋テスト時に肩甲骨の固定を介助することで疼痛の消失や筋出力の改善が認められた場合，肩甲骨を胸郭上に固定することができないために腱板の機能が発揮できない状態と考え，肩甲骨機能の改善が優先される．しかし，肩甲骨を徒手的に固定することで疼痛が増悪することもあり，この場合は，疼痛を回避するために肩甲骨を固定することができない状態と考えられるので，疼痛の原因を検索し改善することを優先する．

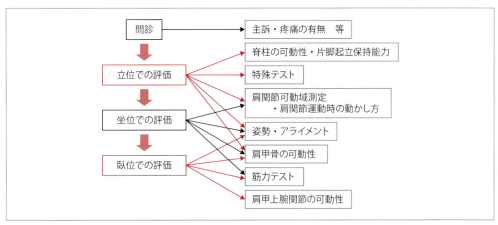

図13 評価の流れ

3 治療方針の決定

　図13のように，まず問診を行い，疼痛を再現するため動作を観察し，機能評価に進む．多くの場合は疼痛や可動域制限を訴えるが，肩甲上腕リズムは身体各部位からの影響を受けるので，機能評価は肩関節から全身の関節へと視野を広げていかなければならないことがある．例えば，肩関節の可動域については，下肢や体幹からの影響を除去するために，立位から坐位，背臥位へと検査を進める．また，筋力に関しても下肢や体幹からの影響を受ける肩甲骨に加え，肩甲骨の固定性が腱板の筋力にも影響を受けるので，下肢・体幹あるいは肩甲骨の固定力を介助した時に筋出力が変化するかを確認する．さらに，手を目標の位置に到達させるために上肢を動かすので，環境からの影響も検索する必要がある．
　治療プログラム立案のためのフローチャートを図14に示す．

おわりに

　肩甲上腕リズムについて報告されてから80年以上経過した現在でも，「肩甲上腕リズムは2：1」が固定概念となっている．しかし，計測技術の発達や対象の多様化から，男女差や挙上・下制等の運動方向による肩甲上腕リズムの違いが報告されている．
　肩甲上腕リズム獲得の目的で重要なことは，患者の肩甲上腕リズムを2：1にすることではなく，患者それぞれの身体機能によって疼痛が生じることなく，目的とする動作が遂行可能になることであり，全ての患者は「肩甲上腕リズムは2：1」でなくても良いと考える．したがって，疼痛や肩関節運動を阻害する因子を取り除いた時の肩甲骨と上腕骨の運動割合がその患者の肩甲上腕リズムであり，患者の肩甲上腕リズムに着目するならば，肩甲骨と上腕骨の運動に関与する全ての身体機能を評価する必要があると筆者は考える．

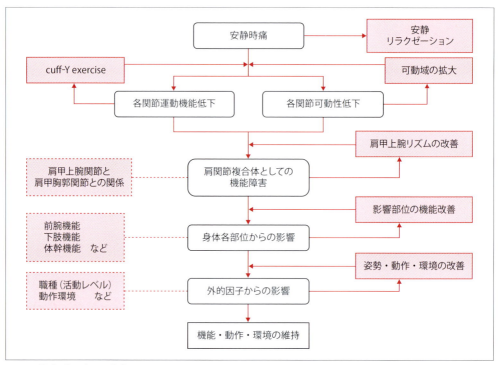

図14 治療プログラム立案のフローチャート

文献

1) 信原克哉：肩 その機能と臨床，第2版，医学書院，東京，59-74，1987
2) 尾﨑尚代ほか：上肢挙上動作時の上肢の重心位置について―挙上動作とリーチ動作での違い―．理学療法学32(Suppl 2-1)：194，2005
3) 三浦雄一郎ほか：肩関節屈曲と外転における鎖骨・肩甲骨の運動―座標移動分析を用いた検討―．総合リハ36：877-884，2008
4) 尾﨑尚代ほか：肩関節の角度変化に伴う筋の張力について．理学療法学23(Suppl 2)：493，1996

4 肩甲上腕リズムに着目した肩の理学療法

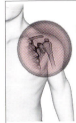

Clinical Case | 肩の理学療法への応用

- 60代男性
- 職　業　電気工事業
- 診断名　右肩腱板断裂

問　診　患者の主訴は「痛くて腕が上がらないため頭上での作業ができない」であったが，安静時痛はなかった．

痛みの再現　図15-aのような立位での肩関節自動挙上運動では，肩峰下での疼痛を訴えており，肩関節の可動域制限が認められた．しかし，立位での他動挙上運動では図15-bのようであった．また，背臥位での肩関節自動挙上運動では図15-cを呈しており，疼痛を訴えなかった．立位と背臥位での疼痛と可動域の違いから，この患者の主訴は下肢・体幹の影響を受けているものと判断した．

機能評価　徒手抵抗テスト（外転テスト，内・外旋テスト）により棘上筋損傷が認められた．背臥位での肩関節可動域制限は軽度だった．また，立位での肩甲骨の可動性は低下していたが，臥位での肩甲骨の可動性は軽度の制限だった．しかし，股関節の可動域制限が認められ，さらに殿筋群や腹筋群の筋力低下が認められた．以上より，右棘上筋の損傷に加え，股関節の可動域制限と体幹・股関節周囲筋の筋力低下により立位での胸郭の可動性が低下し，肩甲骨の可動性が制限されたことによる肩峰下でのインピンジメントが生じていると考えられた．

治療方針　股関節・体幹へのアプローチとして，股関節のストレッチおよび腹筋群の収縮を

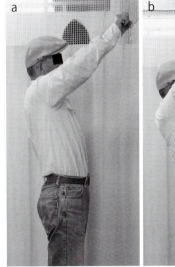

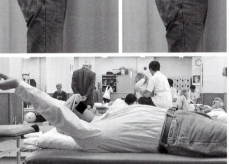

図15　症例の立位と背臥位での肩関節挙上運動
a 立位での自動挙上運動
b 立位での他動挙上運動
c 背臥位での自動挙上運動

促通し，自主トレとして腹部を意識させての骨盤の傾斜運動を指導した．

結　果　2週間後の来院時，疼痛なく頭上での作業が可能となっていた．

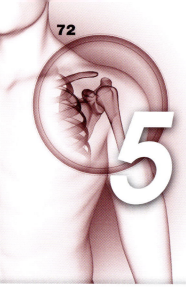

5 胸郭の機能に着目した肩の理学療法

柿崎藤泰

はじめに

　肩と胸郭は解剖学的に隣り合う分節であるため，互いに深い関係を持ち機能している．例えば，両者の機能が健常な状態に保たれている環境下で，肩甲骨胸郭関節で生じる肩甲骨の内外転運動や肩甲上腕関節で生じる内外旋運動には，肋椎関節で生じる上位肋骨の回旋運動が通常伴う．すなわち，肩と胸郭の間には特定の運動連鎖が存在し，この連鎖が肩で生じる運動を円滑に行うための必要条件ともいえる．

　しかし，胸郭形状にゆがみ（左右非対称形状）が生じるとこのような連鎖は生じ難くなり，効果的に肩が使えなくなる．姿勢制御や呼吸活動において過負荷が生じた時に，胸郭は表層筋の散在的な強い力を受け，その形状に偏りが生じるものと推測される．

　そして，胸郭は姿勢制御において頸椎や腰椎，骨盤と関連し合い，それらと複合的に作用し，体幹に安定性を供給する．つまり，胸郭はそれらの分節と巧みに連携し，複合的に機能するシステムを有しているといえる．したがって，胸郭自体に問題がある場合だけでなく，頸椎や腰椎，骨盤で生じた問題が胸郭に波及することも多く，胸郭と肩の機能を捉えるには全体の中の部分として捉え，理学療法プログラムを構築する必要もある．

　本項では，肩関節の運動で生じる胸郭における運動連鎖や，肩関節の運動を遂行する上で重要となる胸郭の機能と，その意義やメカニズムについて解説する．

1 肩関節の運動に必要な胸郭の機能

A 胸郭の機能分類と胸郭運動パターン

　筆者は胸郭を上位胸郭（第1肋骨から第6肋骨），下位胸郭（第7肋骨から第10肋骨），浮遊肋（第11・12肋骨）に機能分類している（図1）．この分類の基本的な考え方としては，それぞれがグループを形成し機能するという視点から分類した．

　この機能分類をもとに胸郭の運動を観察すると，胸郭の運動は以下のパターンに集約できる．
　①上下の関係を持つ胸郭運動
　②左右の関係を持つ胸郭運動

5 胸郭の機能に着目した肩の理学療法 **73**

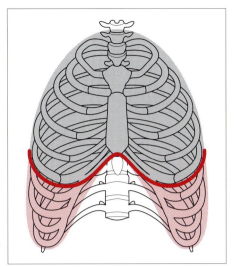

図1　胸郭の機能分類
上位胸郭を第1肋骨から第6肋骨，下位胸郭を第7肋骨から第10肋骨，浮遊肋を第11・12肋骨と機能分類する．

　③対角線の関係を持つ胸郭運動
以上の3つである（図2）．
　これらの運動パターンのうち対角線の関係を持つ運動は，肩の運動に最も影響を及ぼす運動パターンといえる．この運動パターンは右側上位胸郭と左側下位胸郭（Group 1），そして左側上位胸郭と右側下位胸郭（Group 2）がそれぞれ同方向へ運動し，Group 1 と Group 2 は相反する特徴を有する．高い割合で生じ易い運動としては，Group 1 では肋骨の前方回旋運動，Group 2 では肋骨の後方回旋運動である[*1]．そのため，安静位での胸郭形状はこれらの運動に準じた方向へ肋骨の偏位が形成される（Group 1 では前方回旋位，Group 2 では後方回旋位）．これが多くの場合にみられる典型的な胸郭形状である．この典型的な胸郭形状は，胸郭の左側方偏位（健常成人の約90％という高い割合で胸郭が左側方偏位にある[1]）と密接な関係がある．胸郭の左側方偏位は体幹筋の散在的な活動により形成されるものであり，右側前胸部筋群，右側腹部前面筋群，左側肩甲骨上部筋群，右側肩甲骨下部筋群，左側腰背部筋群などがこれに関係する代表的な筋群である．これらの筋群の部分的または共同的な活動によって胸郭左側方偏位は生じる（図3）．また，これらの筋群は安静位でも比較的緊張が強まっており，運動課題に対し反応し易い筋群（運動関与の強い筋群）でもある．
　したがって，これらの背景をもって形成される典型的な胸郭形状が土台となり，肩甲骨アライメントはそれに依存すると筆者は考えている（詳細は評価の項で解説する）．

---

*1 上位肋骨の運動において，肋横突関節および肋骨頭関節では，下方への滑動運動とともに関節内肋骨頭靱帯を軸とした回旋運動が起こるとされ，下位肋骨の運動では肋横突関節では上後方への活動が起こり，肋骨頭関節では下方への活動が起こる[2]．このように，上位肋骨と下位肋骨での運動には相違があるが，筆者は肋椎関節で起こる運動を以下のように定義し，表現する．
・吸気時に肋椎関節で生じる肋骨の運動方向を後方への回旋運動（後方回旋）
・呼気時に肋椎関節で生じる肋骨の運動方向を前方への回旋運動（前方回旋）
また，安静時で肋骨が各々の回旋方向に偏位し定着した肢位を，前方回旋位および後方回旋位と定義する．

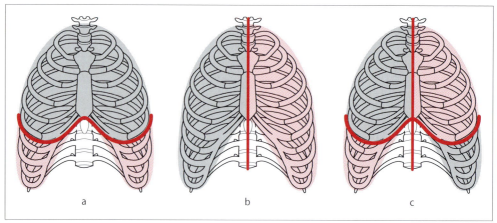

図2 胸郭運動の3パターン
a 上下の関係を持つ胸郭運動
b 左右の関係を持つ胸郭運動
c 対角線の関係を持つ胸郭運動

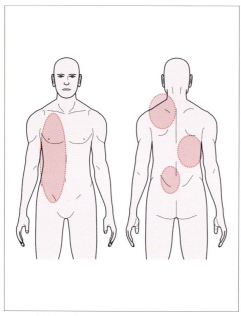

図3 胸郭左側方偏位でみられる運動関与の強い筋群
対角線の関係を持つ運動は，右側前胸部筋群，右側腹部前面筋群，左側肩甲骨上部筋群，右側肩甲骨下部筋群，左側腰背部筋群などの部分的または共同的な活動によって生じる．

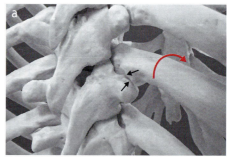
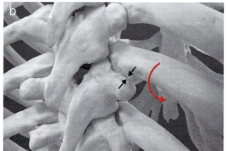

図4 肋骨の前方回旋および後方回旋による肋横突関節の適合性の変化
a 肋骨の前方回旋により，肋骨結節と横突肋骨窩の適合性は弱まる．
b 肋骨の後方回旋により，肋骨結節と横突肋骨窩の適合性は強まる．

B 胸郭アライメントと胸郭周囲筋の機能の関係

　上述した肋骨の回旋位の相違は，肋椎関節の柔軟性に影響を及ぼす一つの要因として捉えている．この肋椎関節の柔軟性は，肋骨と肩甲帯に付着する筋群の収縮性に関わりを持った

め，肩甲帯機能において影響力は大きい．具体的には，肋骨の前方回旋位では肋椎関節の柔軟性が高い状態となり，肋椎関節の固定性が低くなる結果，肋骨と肩甲帯に付着する筋群の安定した収縮が得られにくい．一方，肋骨の後方回旋位では肋椎関節の柔軟性が低い状態となり，肋椎関節の固定性が高まる結果，肋骨と肩甲帯に付着する筋群の安定した収縮が生じ易い．この肋椎関節の柔軟性を決定する要因は，骨格構造による要因と軟部組織による要因を挙げることができる．

骨格構造に関しては，肋骨の前方回旋位にて肋横突関節を構成している肋骨結節と横突肋骨窩の適合が弱まり，一方，後方回旋位にて適合が強まる（図4）．

軟部組織に関しては，肋椎関節では放射状肋骨頭靱帯などの多くの靱帯によって肋骨と胸椎の結合は強められており，各靱帯は後方回旋にてその張力が強まり，肋椎関節の柔軟性は低くなる．ここで注意しておきたいことは，安定した筋の収縮が生じ易い肋骨の後方回旋位が一概に有利とはいえないということである．仮に全レベルの肋骨に後方回旋位が定着した場合，肋椎関節の柔軟性が低下するために胸郭の分節的な運動が生じ難くなる．調和のとれた胸郭運動または肩関節運動を遂行するには，状況に応じて肋骨が前方および後方回旋方向へ自由に運動できること（機能分類に基づく各運動パターンに則した胸郭の分節的運動）が必要となる．このような運動を起こすためには，胸郭がneutralな状態にある必要があるといえる．

本項で記すneutralとは，胸郭形状の左右非対称性が限りなく最小限となる状態を指し，開始肢位がneutralな状態にあれば肋骨の前方および後方への回旋運動の自由度は高まり，効果的な胸郭運動を遂行できる．胸郭に生じる左右非対称性の悪化で胸郭や肩甲骨，あるいは上腕骨に付着する筋群の張力や長さに変化をもたらし，肩関節運動時の筋の活動に左右不均衡が生じ易くなるため，体幹の安定が損なわれ，効果的な肩関節運動が遂行できない．

2 評 価

A 胸郭のアライメント評価

胸郭アライメントは基本的に左右同レベルを比較する．その評価の意義は，胸郭機能の左右非対称性を客観的に理解することにある．アライメントの左右非対称性は，肩甲胸郭関節や肩甲上腕関節の機能を決定する大きな要因となり得るので，注意深い観察が必要である．

胸郭前面および後面の左右同レベルの形状を比較すると，その表面上にはうねり状の高低差が存在する．胸郭表面に存在するうねり状の形態の解釈としては，左右同レベルでの肋骨の回旋位の相違を意味するものである．肋骨が前方回旋位を呈する分節での胸郭前後径は減少し，表面上低位となる（一般的に，前方回旋位が定着し易い分節は右側上位胸郭と左側下位胸郭）．また，肋骨が後方回旋位を呈する分節での胸郭前後径は増大し，表面上高位となる（一般的に，後方回旋位が定着し易い分節は左側上位胸郭と右側下位胸郭）．このうねり状の胸郭形態の観察により肋骨の左右非対称的な回旋位を理解することができる．

しかし，視診だけでは的確に肋骨回旋位を判断することが難しいこともある．特に下位胸

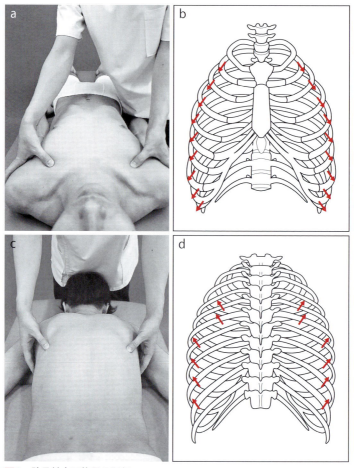

図5 肋骨前方回旋量の評価
a 胸郭前面からの観察方法
セラピストは対象者の尾側から観察する．触診部位は肋骨外側部とする．
b 胸郭前面での肋骨運動方向
肋骨に対して「ハ」の字を書くようなイメージで上内方から下外方に向かい前方回旋を与え，その運動量の左右比較を行う．
c 胸郭後面からの観察方法
セラピストは対象者の頭側から観察する．触診部位は肋骨角より外側部とする．
d 胸郭後面での肋骨運動方向
肋骨に対して「ハ」の字を書くようなイメージで下内方から上外方に向かい前方回旋を与え，その運動量の左右比較を行う．

郭においては，視診による情報が実際と異なることがある．評価の精度を高めるためには徒手的手段を加えなければならない．その方法としては，左右同レベルの肋骨に対して徒手的に前方回旋の誘導を左右交互に行い，前方回旋量の左右比較を行う（図5）．左右の前方回旋量を比較し，大きい側が前方回旋位の定着を示唆し，小さい側が後方回旋位の定着を示唆する．胸郭がneutralな状態では，前方回旋量に左右差はほとんどなく，かつ胸郭形状に非対称性がみられる場合と比較して前方回旋量が大きい（胸郭の可動性が大きい）．

B 肩甲骨のアライメント評価

　肩甲骨は胸郭形状の非対称性や肩関節周囲筋群の左右不均衡性などに起因して左右で相反するアライメントを呈している．この相反するアライメントを呈するメカニズムを，肩甲骨の各運動面における視点から解説する．

　なお，肩甲骨は第2〜7肋骨と同高位に位置する[3]とされているが，実際には肩甲骨の中間位を決定することは難しい．そのため，肩甲骨アライメントの評価としては視診および触診にて，左右の相対的な位置関係を観察する．

1 肩甲骨挙上下制方向

　挙上下制方向において相反する肩甲骨アライメントが生じる要因としては，胸郭左側方偏位に起因する筋群が関係している．その筋群の一つとして，左側肩甲骨上部筋群（僧帽筋下行部，肩甲挙筋など）と右側肩甲骨下部筋群（僧帽筋上行部，広背筋など）が挙げられる．この胸郭左側方偏位に起因する特徴的な筋活動の結果，左側肩甲骨挙上位，右側肩甲骨下制位を呈し易い．胸郭左側偏位が改善され，neutral化に成功した場合，左右肩甲骨の高さが揃うことになる．

2 肩甲骨内外転方向

　内転外転方向において相反する肩甲骨アライメントが生じる要因としては，肋骨角（肋骨結節の数cm外側にあり弯曲の強い部位）を中心として，肩甲骨がそこから肋骨の末梢側で適合を強めるのか，中枢側で適合を強めるのかが関係している．これは，肩甲骨の胸郭に対する求心力が保たれていることが条件となる．肋骨形状の特徴として，前端近くの上面をみながら，これを後方に辿っていくと，この面が次第に背側に向かっていく面に弯曲が存在する[4]．これに加え，肋骨長軸のねじれもある[4]．すなわち，肋骨前端から後端に向かうにつれて肋骨内面が上方へ向くようなねじれが存在している．この肋骨形状の特徴から，肩甲胸郭関節面での適合を考えると，肋骨後方回旋位では肋骨角内側の上縁が肩甲骨内面に近づき，肋骨前方回旋位では肋骨角外側の下縁が肩甲骨内面に近づく（図6）．つまり，肋骨後方回旋位では肩甲骨はその内面と胸郭との間で求心性を維持するために，肋骨角中枢部で適合を強め，肋骨前方回旋位では求心性を維持するために肋骨角末梢部で適合を強める．そのため，胸郭にみられる一般的な形状を呈している場合，左側上位胸郭は後方回旋位が定着し易いため，左側肩甲骨は内転位，右側上位胸郭は前方回旋位が定着し易いため，右側肩甲骨は外転位を呈する．また，胸郭左側方偏位を産生するために左側肩甲骨内側部の筋群（菱形筋，僧帽筋横行部など），右側肩甲骨外側部の筋群（前鋸筋など）の運動関与が強いことも，典型的な肩甲骨アライメントの定着に起因すると考える．胸郭左側方偏位が改善され，neutral化に成功した場合，左右肩甲骨の内外転における位置関係が揃うことになる．

3 肩甲骨前後傾方向

　肩甲骨前後傾方向において相反する肩甲骨アライメントが生じる要因としては，胸郭運動パターンの一つである対角線の関係を持つ運動が関係する．胸郭形状は第6，7肋骨を境に左側では上位が後方回旋，下位が前方回旋位を呈し，右側では上位が前方回旋，下位が後方回旋位を呈し，上位と下位で相反する形状を呈している．肋骨前方回旋位では胸郭前後径の減少が生じることから，下位に対する上位の胸郭前後径比は左側では大きくなり，右側では

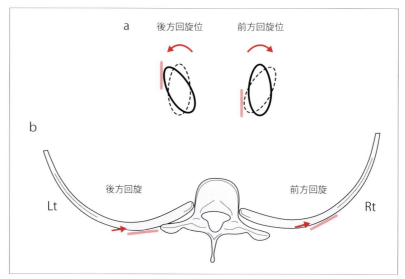

図6　肩甲胸郭関節内面での適合様式
a　肩甲骨内面と肋骨の接触面を示すシェーマ
このシェーマは左側肋骨を椎骨側からみて，肋骨角より内側の部分（実線）と肋骨角より外側の部分（点線）を投影したものである．このシェーマのように，肋骨は前方部（胸肋関節部）から後方部（肋椎関節部）に向かうにつれて肋骨内面が上方へ向くようなねじれが存在している．そのため，肋骨の後方回旋位では肋骨角内側が肩甲骨内面に近づき，肋骨の前方回旋位では肋骨角外側が肩甲骨内面に近づく．
b　上位肋骨レベルで一般的にみられる肋骨回旋位と肩甲胸郭関節内面での適合様式
左側肋骨は後方回旋位のため肋骨角内側の上縁が肩甲骨内面に近づき，右側肋骨は前方回旋位のため肋骨角外側の下縁が肩甲骨内面に近づく．

小さくなる．肩甲骨はこの胸郭形状に沿った前後傾が生じ，左側では後傾位，右側では前傾位を呈し易い．胸郭左側方偏位が改善され，neutral化に成功した場合，左右肩甲骨の前傾後傾における位置関係が揃うことになる．

C　水平面における上腕骨頭アライメント

　評価方法としては，坐位または立位で一方の示指を肩峰前端に当て，もう一方の示指を上腕骨頭前端に当てる．そして，水平面上にて肩峰前端から上腕骨頭前端までの投影距離を観察し，左右で比較する．典型的な胸郭形状の左右非対称性を有する場合，相対的に右側の上腕骨頭は後方化しており，左側の上腕骨頭は前方化している（図7）．筆者の研究グループの検討で，健常者を対象とし，超音波画像診断装置を用いて安静坐位にて関節窩前縁から上腕骨頭前端までの距離を左右比較した結果，左側と比較して右側の距離が有意に短かったことが示された[5]（図8）．この要因は，胸郭および肩甲骨アライメントから生じ易い回旋腱板の影響を受けているためと考えている．これに関しては，以下の「G 肋骨回旋テスト」の「❷左側肩関節内外旋運動」で詳細は解説する．

　また，この事象により多くの筋群の活動性に影響を及ぼす．大胸筋の活動性を例にとると，一般的な胸郭形状を呈している場合，大胸筋は左側と比較して右側で運動関与が強い状態にある．この右側大胸筋の運動関与と右側上腕骨頭の後方位が相互に関係しているのである．つまり，大胸筋が付着する上腕骨頭が後方化すると，その起始部と停止部が離れ，筋の

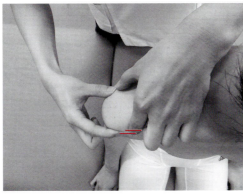
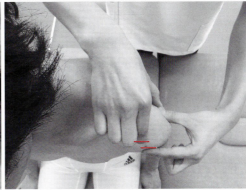

図7 上腕骨頭アライメントの評価

一方の示指を肩峰前端に当て，もう一方の示指を上腕骨頭前端に当てる．水平面上にて肩峰前端から上腕骨頭前端までの距離を観察し，左右を比較する．一般的にみられる胸郭形状を呈している場合，相対的に右側の上腕骨頭は後方化しており，左側の上腕骨頭は前方化している．

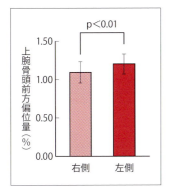

図8 上腕骨頭前方偏位量の左右比較

安静位での上腕骨頭前方偏位量は右側と比較して左側が有意に大きかった（n＝15，対応のあるt検定）．

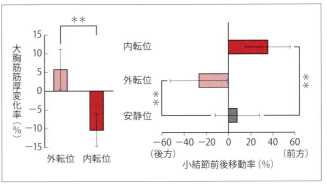

図9 肩甲骨内外転運動が大胸筋筋厚と肩甲上腕関節における上腕骨頭位置に及ぼす影響

肩甲骨外転運動時では大胸筋筋厚が増加し，上腕骨頭は後方移動した．一方，肩甲骨内転運動時では大胸筋筋厚は減少し，上腕骨頭は前方移動した（n＝10，**：p＜0.01，対応のあるt検定）．

長さが延長し，筋の張力が増す．その結果，肩関節における運動課題で大胸筋の運動関与が強くなり易い．これに関しては，健常人を対象とした筆者の研究グループの検討で，肩甲骨外転運動に上腕骨頭の後方位が伴い，大胸筋の筋厚が増加することを示している[6]（図9）．右側大胸筋の運動関与の強い状態が慢性的になると，典型的な胸郭形状から胸郭のneutral化への再建に支障をきたす．したがって，胸郭および肩甲骨アライメントを考慮した回旋腱板の機能再建も，肩の運動を考える上で重要なポイントになる．

D 肩甲上腕関節の水平内転テスト

評価方法としては，背臥位で肩甲上腕関節水平内転の他動的可動域を観察し，左右を比較する．この評価のポイントは，可動域全般で軽く上腕骨に軸圧を加えながら行い，そのend feelの違いを左右比較することである．一般的には左側に比較して右側で可動域制限が観察されることが多く，end feelに関しても右側で硬さを感じる（図10）．この要因としては，上

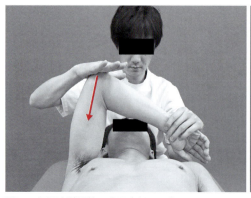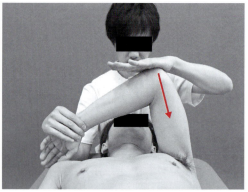

図10 肩甲上腕関節の水平内転テスト
肩甲上腕関節の水平内転に伴って肩甲骨の浮き上がりが生じないように，上腕骨長軸方向に軸圧を加えながら可動域を評価する．

述したように水平面上での上腕骨頭位置は相対的に右側で後方位，左側で前方位になっていることが多く，右側の肩甲上腕関節に対する上腕骨頭の後方への可動域が過小となっていることが考えられる．

E 肩関節90°屈曲テスト

　評価方法としては，背臥位にて両肩関節を同時に90°屈曲位にさせ，指尖の高さの高低差を観察する．一般的にみられる胸郭形状を呈している場合，指尖の高さは相対的に右側が高位，左側が低位となる（図11）．この解釈としては，肩甲骨の外転方向への可動性の相違が挙げられる．つまり，左側と比較して右側の方が肩甲骨の外転方向への可動性が大きいため，指尖の高さは右側が高位となり易い．また，肩甲骨外転の主動作筋は前鋸筋であることから，このテストでは前鋸筋の機能を反映している．前鋸筋は肩甲骨を固定した条件下で収縮すると，上位胸郭の肋骨を前方回旋，下位胸郭の肋骨を後方回旋させる作用を持つ．したがって，このテストでは指尖高位側の上位胸郭の肋骨は前方回旋位，下位胸郭の肋骨は後方回旋位を示唆し，指尖低位側の上位胸郭の肋骨は後方回旋位，下位胸郭の肋骨は前方回旋位を示唆している．

　また，前鋸筋は外腹斜筋と筋連結を有しており[7]，機能ユニットを形成している．そのため，一側の前鋸筋の優位性が認められる場合，同側の外腹斜筋にも優位性が認められる．左右の肋骨弓に沿ってセラピストの指を押し込み，外腹斜筋の緊張を左右比較すると，左側と比較して右側では指が入り込みづらく，筋の硬さが感じられる（図12）．したがって，外腹斜筋の機能もこのテストの結果に反映されるので併せて評価する．

　胸郭のneutral化に成功した場合，前鋸筋および外腹斜筋の機能と肩甲骨外転可動性の左右差が消失するため，このテストで指標となる指尖の高さは揃うこととなる．

F 肩関節水平外転テスト

　評価方法としては，腹臥位にて両肩関節を90°外転位にし，体幹が左右に回旋しない範囲で肩関節を水平外転させた時の肘頭の高さの差を観察する．一般的にみられる胸郭形状を呈

5 胸郭の機能に着目した肩の理学療法 **81**

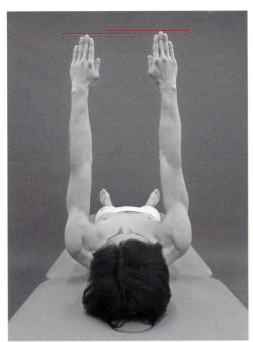

図11 肩関節90°屈曲テスト
右側に対して左側の指尖の高さが低位となっている．

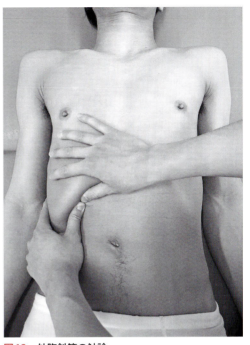

図12 外腹斜筋の触診
肋骨弓下方部にセラピストの指を押し込み，外腹斜筋の緊張を左右比較すると，左側と比較して右側では高い割合で指が入り込みづらく，この部の硬さを感じられる．

しているものでは，肘頭の高さは相対的に右側が高位，左側が低位となる（図13）．したがって，肘頭の高位側は上位胸郭の肋骨の前方回旋位，低位側は上位胸郭の肋骨の後方回旋位を示唆する．この現象が生じるメカニズムには，菱形筋および僧帽筋横行部の機能と上腕骨頭アライメントが関係している．

菱形筋と僧帽筋横行部は肩甲骨から胸椎棘突起に付着している．脊柱の典型的アライメントに関しては，上位胸椎棘突起は左後方を向いている（上位胸椎右回旋位）ため，左側菱形筋と僧帽筋横行部の筋の長さは短縮した状態にある．その結果，左側の菱形筋と僧帽筋横行部は肩の運動課題に対して過活動を起こし易く，分節的な肩甲骨内転運動の遂行が難しくなる．

さらに，このような場合，肩関節水平外転可動域の制限は，結果的に運動に関わるモーメントアームが延長するため，左側菱形筋と僧帽筋横行部の過活動を悪化させる．これらのメカニズムによって，肩関節水平外転テストでは肘頭の高さに明らかな左右差を生じさせる．胸郭のneutral化に成功した場合，上位胸椎棘突起は後正中を向き，また上腕骨頭アライメントの左右差も消失するため，このテストで指標となる肘頭の高さは揃うことになる．

G 肋骨回旋テスト

肩関節の運動を実施する際，特に上位肋骨の回旋運動が肩関節周囲筋群の活動に関連付けられているかを評価する必要がある．具体的には，左側上位肋骨では前方回旋，右側上位肋骨では後方回旋が伴っていることを確認する．つまり，各肩関節運動時に胸郭形状の非対称

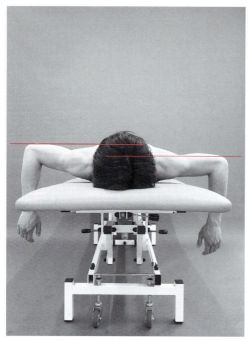

図13 肩関節水平外転テスト
腹臥位にて両肩関節を90°外転位にし，体幹が左右に回旋しない範囲で肩関節を水平外転させた時の肘頭の高さの差を観察する．一般的にみられる胸郭形状を呈しているものでは，肘頭の高さは相対的に右側が高位，左側が低位となる．

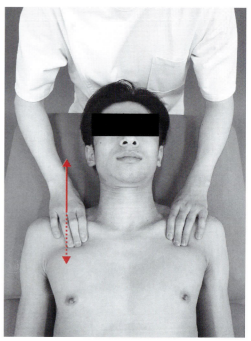

図14 肋骨回旋テスト―右側肩甲骨挙上運動
右側肩甲骨挙上の等尺性運動を行う．その際，両側の第2肋骨を触診し，左側第2肋骨の前方回旋，右側第2肋骨の後方回旋が伴うか否かを確認する．
　→　対象者の運動
　┄→　セラピストの抵抗

性パターンが減少する方向への回旋運動を伴っていることが必須となる．これを評価するために，肩への運動課題に伴う肋骨回旋テストを実施し，その有無を判定する．

1 右側肩甲骨挙上運動（図14）

　評価方法としては，背臥位にて等尺性の右側肩甲骨挙上運動を行わせる．その際，両側上位肋骨を触診し，左側上位肋骨の前方回旋，右側上位肋骨の後方回旋が伴っていることを確認する．運動課題に対し良好な反応として引き起こされる連鎖は，右側肩甲帯を挙上させると左側肩甲帯に下制運動が生じるが，不良な反応として引き起こされる連鎖は，左側肩甲帯にも同時に挙上運動が生じる．

　上位肋骨の回旋運動が伴うメカニズムには大胸筋と僧帽筋下行部線維の機能が関係している．肩甲上腕関節の「水平内転テスト」の項で記載した通り，右側大胸筋と左側僧帽筋下行部線維の運動関与が強く，結果的に胸骨右側傾斜が生じ，典型的な胸郭形状が産生される．右側肩甲骨挙上に左側肩甲骨下制が生じることで，右側僧帽筋下行部線維および左側大胸筋の同時収縮が生じる．この結果，両筋の活動により胸骨右側傾斜が正中化し，この運動にマッチする肋骨回旋運動が生じるのである．

2 左側肩関節内外旋運動（図15）

　評価方法としては，背臥位にて左側の肘関節90°屈曲位，前腕回内外中間位，手関節掌背屈中間位，手指伸展位をとらせる．セラピストは右手を対象者の手掌にあてがい，左手で対

5 胸郭の機能に着目した肩の理学療法　83

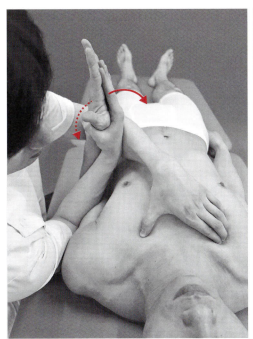

図15　肋骨回旋テスト―左側肩関節内旋運動

対象者の肢位は左側肘関節90°屈曲位，前腕回内外中間位，手関節掌背屈中間位，手指伸展位とする．セラピストは右肘部で対象者の上腕を固定し，右手を対象者の手掌に当て，左手で上位肋骨を触診する．この状態で等尺性の肩関節内旋運動をさせる．その際に，右側上位肋骨の後方回旋，左側上位肋骨の前方回旋が伴うか否かを確認する．
→　対象者の運動
┅▶　セラピストの抵抗

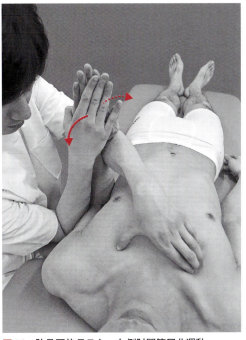

図16　肋骨回旋テスト―左側肘関節屈曲運動

対象者の肢位は左側肘関節90°屈曲位，前腕回内位，手関節軽度背屈位，手指伸展位とする．セラピストは右肘部で対象者の上腕を固定し，右手を対象者の手背に当て，左手で上位肋骨を触診する．この状態で等尺性の肘関節屈曲運動をさせる．その際に，右側上位肋骨の後方回旋，左側上位肋骨の前方回旋が伴うか否かを確認する．
→　対象者の運動
┅▶　セラピストの抵抗

象者の上位肋骨で生じる動きを触診する．この肢位から等尺性の肩関節内旋運動をさせる．この評価の際に注意すべき点は，手指屈曲や手関節屈曲，肘関節伸展，肩甲帯挙上が関与しないよう誘導しながら，肩関節の内旋活動を徐々に強めていくことである．

　この左側肩関節内旋運動の際に，肋骨の回旋運動が生じるメカニズムには，肩甲下筋と前鋸筋の機能が関係している．肩関節内旋時に働く肩甲下筋の収縮により上腕骨は内旋し，肩甲骨関節窩に対して上腕骨頭は後方へ押し出される力を受けて後方化する．また，上腕骨が固定された状態で肩甲下筋が収縮すると，肩甲骨外側縁には浮き上がろうとする力が働く．その時に，肩甲骨の固定作用として，この力に対抗する前鋸筋の作用が高まる．左側前鋸筋は左側上位肋骨を前方回旋，左側下位肋骨を後方回旋させる作用があり，結果的に左側上位肋骨には前方回旋運動が生じる．

3　左側肘関節屈曲運動（図16）

　評価方法としては，対象者は背臥位にて左側の肘関節屈曲位，前腕回内位，手関節軽度背屈位，手指伸展位をとる．セラピストは対象者の手背部に右手をあてがい，左手で対象者の両側の第1，もしくは第2肋骨を触診する．この肢位から等尺性の肘関節屈曲運動をさせる．評価する際に注意する点として，肩甲帯の挙上や手関節背屈が生じないようにし，指尖

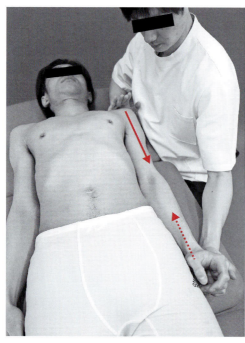

図17　肋骨回旋テスト―左側肩甲骨下制運動
セラピストは対象者の左側小指球部を把持し，また左側肩甲骨上部に手を当て，上肢長軸に軸圧を加える．この状態で等尺性の左側肩甲骨下制運動をさせる．その際，肘関節伸展による代償運動が生じないように注意する．対象者が運動課題を理解できたら，セラピストの右手で対象者の上位肋骨を触診し，右側上位肋骨の後方回旋，左側上位肋骨の前方回旋が伴うか否かを確認する．
　➡　対象者の運動
　┄➤　セラピストの抵抗

から肘までを一つの剛体とする意識を持たせ，徐々に肘関節屈曲を強めていく．

　上腕二頭筋の筋緊張を触診にて左右で比較した場合，通常左側にその高まりを感じることが多い．これは左側の肩甲骨アライメントに起因する割合が高いと考えている．そのアライメントは右側に比べ挙上・内転・下制位にあり，上腕二頭筋長頭においては，起始部と停止部が延長し，張力が高まる．その結果，左側上肢に対する課題運動ではこの筋の反応は強く起こり易くなる．

　上腕二頭筋の作用の一つに前腕回外がある．この前腕回外に肩甲上腕関節の外旋が連鎖し，左側上位肋骨の後方回旋と左側下位肋骨の前方回旋に関連し，左側胸郭でみられる非対称性パターンを悪化させる．しかし，上腕二頭筋短頭は肩甲骨烏口突起に付着するため，上腕骨を固定した状態での等尺性収縮により，肩甲骨を下制・前傾方向に誘導することができる．

　したがって，上腕二頭筋長頭の運動関与を弱め，短頭の運動関与を強めることに成功した場合，肩甲上腕関節の外旋を伴わない環境を創出することができる．

4　左側肩甲骨下制運動（図17）

　評価方法としては，対象者は背臥位になり，セラピストは対象者の左側手部を橈屈させながら把持し，左側肩甲骨上部に手をあてがい，双方向から上肢全体に軸圧を加える．この状態で左側肩甲骨の下制運動に関わる筋群の等尺性収縮を課題にし，左側手部方向から抵抗を加える．肩甲骨下制をさせる際，手関節掌屈や肘関節屈伸が関与しないように注意する．肘関節屈曲が生じてしまい，上肢長軸に軸圧を加えることができない場合，上腕遠位部を把持し左側手部との双方向から前腕部に軸圧を加え，左側上腕二頭筋の緊張の緩和が認められた時点で上肢全体に軸圧を加え，課題遂行する．

　肋骨の回旋運動を伴うメカニズムには，左側肩甲骨下部の筋群である広背筋椎骨部が関与

すると考えている．広背筋椎骨部は第7〜12胸椎棘突起に付着するため，左側の肩甲帯を固定した状態で筋が収縮した場合，下位胸椎の棘突起を正中方向に牽引する（左側下位胸椎は左回旋位から右回旋する）．その結果，下位胸郭にはneutral化が生じ，その変化が上位胸郭にも連鎖する．つまり，対角線上の関係を持つ胸郭運動パターンが稼働し，上位胸郭では左側の前方回旋，右側の後方回旋が生じる．

　以上の**1**〜**4**のテストでは，各運動課題での左側上位胸郭の前方回旋運動と右側上位胸郭の後方回旋運動の有無を判定する．課題において肋骨の回旋運動が伴っていない場合，胸郭運動と肩甲骨周囲筋群の活動が関連付けられていないことを示唆する．

3 治療方針の決定

　胸郭アライメントの評価や肩甲胸郭関節および肩甲上腕関節の機能評価，そしてこれらに伴う肩関節周囲筋群の緊張や収縮性における左右不均衡，肩関節の関節可動域の左右差などの結果に基づき，治療プログラムを立案する．

　基本方針としては，左右非対称性を帯びた胸郭のアライメントをneutral化することにある．このneutral化により肩甲帯における運動のバリエーションが増し，胸郭と肩との運動連鎖が正常化する．

　治療展開の重要ポイントとしては，肩関節周囲筋の運動関与の弱い筋群に適切な筋活動を促し，胸郭がneutral化する方向へ肋骨の回旋運動を関連付けることにある．特に，肩甲帯からの介入では左側肩甲帯への介入から始める．典型的な胸郭の左右非対称性パターンを呈する場合では，左側肩甲帯挙上位，右側肩甲帯下制位となり，重力に抗し右側肩甲帯を引き上げる動作は過課題になり，適切な介入が困難となることが多い（誘導したい動作や適切な肋骨の回旋運動を引き出すことが困難となる）．一方，左側肩甲帯を下制する課題では従重力方向となり，比較的過課題となり難い．しかし，前述したように左側上腕二頭筋長頭の運動関与が強くなっていることが多いため，左側肩甲帯からの介入での胸郭のneutral化に支障をきたすことが多い．左側肩甲帯からの介入の第一歩として，左側上腕二頭筋長頭の運動関与を弱め，短頭の関与を強めることが重要となる．

　そして，治療の達成度を高めるには，胸郭のneutral化に寄与するポジショニングを利用すると効果的である．その具体的な方法は，背臥位の場合では，右側の肩甲骨棘三角部と肩甲骨下角部に直径3 cm程度のウレタンボールを挿入する（図18）．典型的な肩甲骨アライメントでは，左側に比較して右側では外転および前傾位を呈する．これに対し，右側肩甲骨棘三角部へのボールの挿入では右側肩甲骨を内転方向に誘導でき，右側肩甲骨下角部へのボールの挿入では右側肩甲骨を後傾方向に誘導できる．その結果，肩甲骨アライメントの左右差は少なくなり，肩関節周囲筋群にみられる緊張や収縮性の左右不均衡や胸郭の非対称性パターンなどが軽減し，肩甲上腕関節の求心性が高まり，効果的な介入が可能となる．

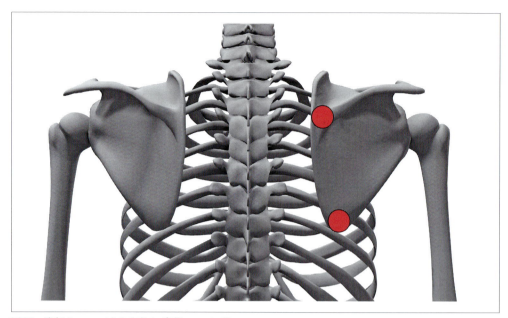

図18 胸郭のneutral化に有効なポジショニング
背臥位にて小さめのウレタンボールを右側肩甲骨棘三角部と下角部に挿入する．

文献

1) Ishizuka T, et al：The novel approach to determine lateral deviations of thoracis and body trunk. WCPT-AWP & ACPT congress 2013, I-P202, 2013
2) Hochschild J（著），丸山仁司（監）：からだの構造と機能Ⅰ，産調出版，東京，80-81，2011
3) Kapandji AI（著），塩田悦仁（訳）：カパンジー機能解剖学Ⅰ上肢，原著第6版，医歯薬出版，東京，2-75，2006
4) Platzer W（著），長島聖司（訳）：分冊解剖学アトラス Ⅰ 運動器，第5版，文光堂，東京，35-107，2002
5) 稲垣郁哉ほか：肩関節内外旋運動が胸郭形状に及ぼす影響—左右特性に着目—．第12回肩の運動機能研究会，P-013，2015
6) 稲垣郁哉ほか：肩甲骨内外転運動が肩甲上腕関節における上腕骨頭位置と大胸筋筋厚に及ぼす影響．理学療法学41（Suppl.2）：178，2014
7) 河上敬介ほか編：骨格筋の形と触察法，改訂第2版，大峰閣，熊本，2013

Clinical Case 肩の理学療法への応用

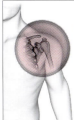

- 20代健常成人男性
- 診断名　なし（体幹部と肩甲部の機能低下）

機能評価　安静時の胸郭形状では左側上位胸郭が後方回旋位，右側上位胸郭が前方回旋位と非対称性を帯びていた（図19a）．また，肩甲骨アライメントの特徴として，前額面上での高低差が大きく，相対的に左側が挙上位，右側が下制位であった（図20b-1）．肩関節屈曲および伸展動作時では，介入前は脊柱の可動性が制限され，肩甲骨周囲筋群の過活動が観察された（図21，22a-1，b-1）．脊柱の屈伸可動域においては，介入前では脊柱伸展時に肩甲骨内転運動での代償が大きく観察された（図23a）．

治療方針　典型的な胸郭の左右非対称性に伴う脊柱の可動域低下を改善する目的で，右僧帽筋上部，左肩甲下筋，左前鋸筋，左大肘筋，左広背筋，左腰方形筋など運動関与の弱い筋群の選択的な活動を促し，胸郭のneutral化を図った．

結　果　治療後，胸郭形状の左右非対称性および肩甲骨の高低差が最小限となった（図19b）．また，脊柱屈伸可動域向上に伴い，肩甲骨内転による代償がみられなくなった（図23b）．脊柱に対する運動課題の際に，肩甲骨周囲筋群の関与を伴わずに遂行できるようになったことが考えられる．胸郭に対する介入の結果，末梢の操作性が上がったことが示唆される．これらの結果，肩関節周囲筋群の過活動および左右不均衡が改善され，肩関節屈曲，伸展ともに可動域が向上し，左右差は軽減した（図21，22a-2，b-2）．

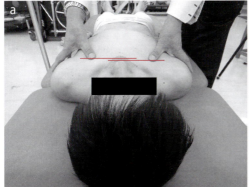
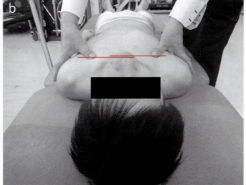
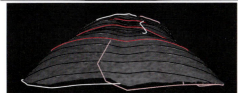
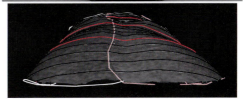

図19　介入前後での上位胸郭形状の変化
a　介入前
上位胸郭表面の形状を観察すると，右側が低位，左側が高位となっている．
b　介入後
介入前と比較し，上位胸郭表面の高低差が減少している．

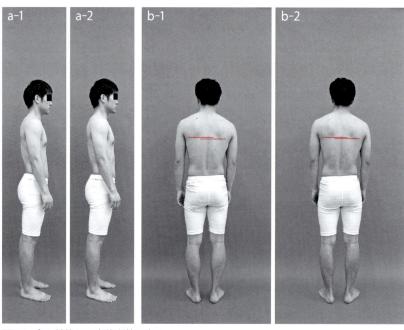

図20　介入前後での立位姿勢の変化
a-1　介入前，矢状面
a-2　介入後，矢状面
b-1　介入前，前額面
b-2　介入後，前額面

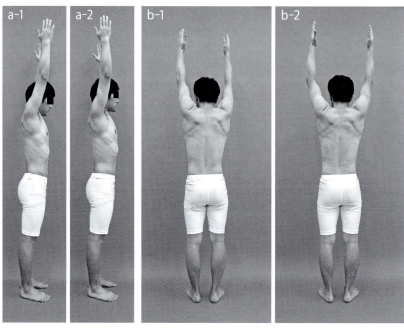

図21　介入前後での肩関節屈曲可動域の変化
a-1　介入前，矢状面
a-2　介入後，矢状面
b-1　介入前，前額面
b-2　介入後，前額面

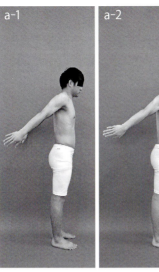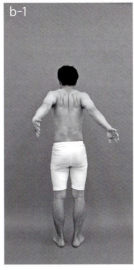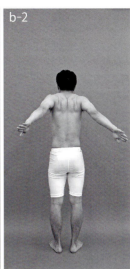

図22 介入前後での肩関節伸展可動域の変化
a-1 介入前,矢状面
a-2 介入後,矢状面
b-1 介入前,前額面
b-2 介入後,前額面

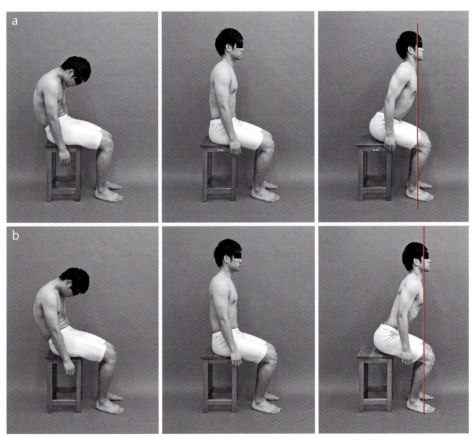

図23 介入前後での脊柱屈伸可動域の変化
a 介入前
b 介入後

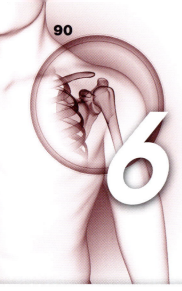

6 体幹の機能に着目した肩の理学療法

鈴木貞興

はじめに

　上肢機能と体幹機能には密接な関係がある．体幹の安定を基盤とし，上肢の運動が末梢から起こり，上肢の運動の拡がりに応じて体幹の運動がそれを追従する[1]．肩関節の運動における体幹の役割は，"安定化"と"運動の拡張"である．本項では，立位で行う肩関節屈曲および外転運動に対して体幹運動がどのように関わっているか，運動学的な視点から解説するとともに，体幹機能評価，臨床への応用を紹介する．

1 肩関節の運動に必要な体幹の機能

A 体幹機能と肩関節運動の関わり

　上肢と体幹の関係を進化の視点からみてみる．太古の魚類，四つ足の両生類，爬虫類から，直立二足歩行を獲得した人類へ進化するまでに，体幹機能は移動能力を向上（胸部，腹部を支持面から持ち上げ，障害物を乗り越える能力を身に付ける）させるために進化を遂げた．進化に伴い，後肢は骨盤・腰部へ，腰部は胸部へ機能的に連結することで，上半身を支持面から持ち上げることができるようになった（図1）[2]．上半身を支えていた前肢は荷重支持機構から解放され，道具を使用するなど高度な能力を獲得した．上肢が適切に機能するためには，まず体幹が安定し，上肢を姿勢保持機構や支持機構から解放することが必須である．

　次に，解剖学的，運動学的視点からみてみる．上腕骨は肩甲骨と連結し，肩甲上腕関節を形成する．肩甲骨は肩鎖関節と胸鎖関節を介し胸郭へ連結している．肩甲骨は上腕骨（上肢）の動きを追従するように動き，肩甲上腕関節の安定性を担保しつつ，人体最大の可動性を確保している．このように，上肢の運動は肩甲骨の運動に左右される．肩甲骨は鎖骨が懸垂する形で胸郭上に載った形態をしており，肩甲骨は胸郭の表面上をその輪郭に沿って運動するため，胸郭と胸椎の形状と動きに影響を受ける．胸椎と胸郭の形状（肢位）と動きが変われば，肩甲骨の動きも変わる．

　上肢の運動を改善するために，体幹機能に対して理学療法を施行することによって得られ

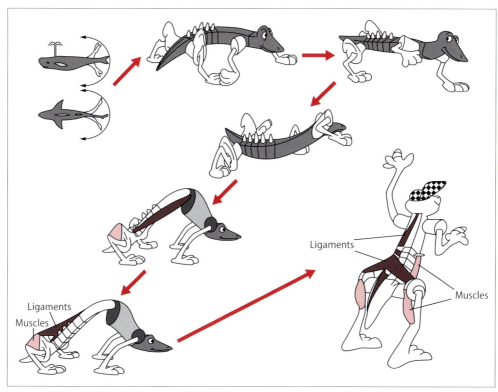

図1　体幹機能の進化の過程（文献2より引用改変）

る効果は，体幹の軸上伸展運動が獲得されること，上肢が姿勢維持や荷重支持機構から解放されること，肩甲骨の動きが改善することである．

B 肩関節運動に必要な体幹の運動機能

　肩関節運動と体幹運動の関連をテーマとした文献を参考に，上肢挙上に伴う身体各部位の動きをまとめた（表1, 2）[3〜13]．

　関節運動の視点から身体各部位の動きをまとめると，両側の肩関節屈曲運動では，屈曲90°以上で，漸増的に胸椎と腰椎が伸展する．片側の肩関節屈曲運動では，90°以上で，胸椎伸展と（肩関節運動側とは反対方向への）胸椎側屈と回旋が生じる．屈曲90°以上で胸郭後面の拡張が起こり，120°以上で（肩関節運動側と同側で）胸郭の前面と側面の拡張が起こる．

　両側の肩関節外転運動では，90°以上で腰椎，胸椎の伸展，胸郭前面の拡張が起こる．片側の外転運動では，胸椎は肩関節運動側とは反対方向へ側屈し，肩関節運動側と同側へ回旋する．胸郭は前面と側面で拡張が起こる．

表1　上肢挙上に伴う身体各部位の動き─肩関節屈曲─

セグメント／相 （上肢挙上角度）	初期	～90°		～120°	～最終域
肩甲骨	不動あるいは わずかに下方回旋	外転，上方回旋		挙上，上方回旋， 後傾	下制，内転
鎖骨		外側端前方		外側端挙上	外側端後退
胸郭		後面の拡張		前面，側面の拡張	
脊柱　両側		腰椎胸椎伸展		腰椎胸椎伸展漸増	
脊柱　片側		胸椎左側屈，左方向への回旋（counter-clockwise rotation）			
骨盤　両側		前傾＋前方並進			
骨盤　片側　前額面		不動あるいはわずかに下制			
骨盤　片側　矢状面		前傾＋前方並進（右側）			
骨盤　片側　水平面		不動あるいは左方向への回旋（counter-clockwise rotation）			
足関節		左側：相対的に底屈方向，右側：相対的に背屈方向			

（文献3〜13，筆者の臨床推論をもとに作成）

表2　上肢挙上に伴う身体各部位の動き─肩関節外転─

セグメント／相 （上肢挙上角度）	初期	～90°		～120°	～最終域
肩甲骨	不動あるいは わずかに下方回旋	内転		挙上，上方回旋	上方回旋
鎖骨		外側端後方		外側端挙上	外側端後退
胸郭		前面の拡張		側面の拡張	
脊柱　両側		腰椎胸椎伸展		腰椎胸椎伸展漸増	
脊柱　片側		胸椎左側屈，左方向への回旋（clockwise-rotation）			
骨盤　両側		前傾＋前方並進			
骨盤　片側　前額面		不動あるいはわずかに同側の下制			
骨盤　片側　矢状面		前傾			
骨盤　片側　水平面		ほとんど変化せず			
足関節		背屈			

（文献3〜13，筆者の臨床推論をもとに作成）

2 | 評　価

A　姿勢評価

　背臥位，腹臥位，坐位，立位姿勢を観察し，身体各部位の配列を確認する．初見では，"形"をみることのみに専念し，"形"の特徴を捉える．それから，他の理学所見（筋の柔軟性，関節可動域，筋力など）と合わせ，その"形"であることの意味，必然性［対象者にとっての利点，力学的根拠（抗重力伸展に必要な機能が備わっているかなど）］について考察する．

1 臥位（図2）

- 頭部と足部の位置関係：頭部正中線の延長線が両足部内果間中点を通過しているか？
- 頭部，上肢帯，胸郭，骨盤，下肢の配列：隣接したセグメントの回旋アライメント（骨配列の相互関係）に差異があるか？　身体各分節の肢位，アライメントに差異があるか？

6 体幹の機能に着目した肩の理学療法　93

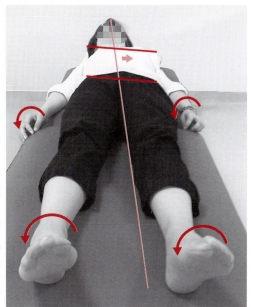

図2　姿勢観察：背臥位
写真は，左肩関節周囲炎症例であり，左肩関節屈曲制限と疼痛を訴えている．頭部は右方向へ傾斜している．頭部正中軸の延長線は右方向へ傾斜しており，左下肢の長軸方向と近似している．骨盤と胸郭は同方向へ回旋している．
立位では，骨盤は右側方並進位，体幹上部は左側方並進位，頭部は右側屈位の姿勢を呈していた．この姿勢で左上肢を挙上すると，本来生じるべき骨盤の右方向への並進，胸椎，腰椎の右側屈胸郭左側面の拡張は起こらない．

2 坐位

a）矢状面からの観察

頭部傾斜，体幹上部の前後傾斜（胸骨切痕と第1胸椎棘突起を通る直線の傾き），骨盤傾斜，体幹上部−体幹下部の前後位置関係などを確認する．

b）前額面からの観察

両肩峰および両腸骨稜の高位左右差，寛骨傾斜の左右差，下腿の傾斜（下肢の回旋）の左右差などを確認する．特に，下腿傾斜（内側傾斜，外側傾斜），寛骨の傾斜（out-flare, in-flare）の観察は重要である．

3 立位

基本的立位姿勢を基準として立位姿勢を評価する（図3a）．立位姿勢を力学的視点から解釈するためには，上半身質量中心点，下半身質量中心点，身体質量中心観察点をランドマークに置き，観察すると良い（図3b）[14]．頭位と足部位置を観察することも重要である[15]．

B　腰部アライメント評価

図4〜6は，X線立位腰椎側面像である．これらの写真から得られる腰椎アライメントパラメーターとしては，1）腰椎前弯角（L1L5角，L1S1角），2）腰椎傾斜角，3）仙骨角，4）pelvic angle[16]，5）寛骨傾斜，などが挙げられる．至適腰椎前弯角の指標としては，6）lumbar lordosis congruity[17]が挙げられる．

1 腰椎前弯角（図4）

腰椎前弯角の大きさを表す．非常に個体差が大きい．X線写真を撮影した時の立位姿勢の状態により変化する可能性がある．静止立位における腰椎前弯角が大きいと，立位から行う身体の前屈運動時に起こる腰椎屈曲可動域が大きい傾向がある．仙骨角と高い相関関係がある．

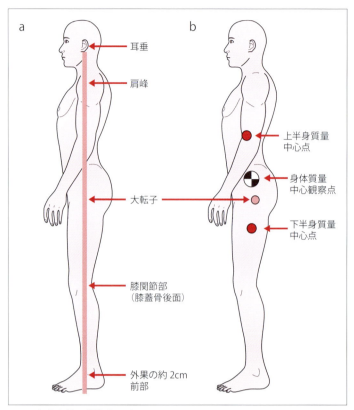

図3 立位姿勢の基準(a：文献18をもとに作図，b：文献14をもとに作図)
a　運動学的基本立位肢位
耳垂から下ろした垂線は肩峰，大転子，膝蓋骨後面，外果の前方を通過する．
b　身体質量中心点の視覚的評価
上半身質量中心点はおよそ第9胸椎高位（剣状突起付近）の体幹前後径中央に位置する．下半身質量中心点は大腿骨長の1/2～近位1/3に位置する．身体質量中心観察点は上半身質量中心点と下半身質量中心点を結ぶ線分の中点である．

2 腰椎傾斜角（図4）

大腿骨頭中心と第1腰椎椎体の中心を通る直線が鉛直線となす角度．体前後屈運動におけるこの角度の推移を確認すると，腰椎前後屈の可動性を評価できる．

3 仙骨角（図5）

第1仙椎上面を通る直線と水平線のなす角度．非常に個体差が大きい．腰椎前弯角と非常に高い相関があり，整形外科手術を施行する際の手術計画にとって非常に重要な角度であるなど，臨床的意義が高い．しかし，体表から第1仙椎上面を触診することができないため，理学療法への臨床応用には難点がある．腰椎前弯角の大きさと腰椎傾斜角を体表から評価することで，仙骨上面の傾きを推察することが可能である[16]．

4 pelvic angle[17]（図5）

仙骨が大腿骨頭に対してどの程度傾斜しているかを示す値である．鉛直線に対して，後傾している場合を負値で表す．仙骨角と併せてこの値を参照することで，仙骨アライメントを評価することができる．

6 体幹の機能に着目した肩の理学療法　**95**

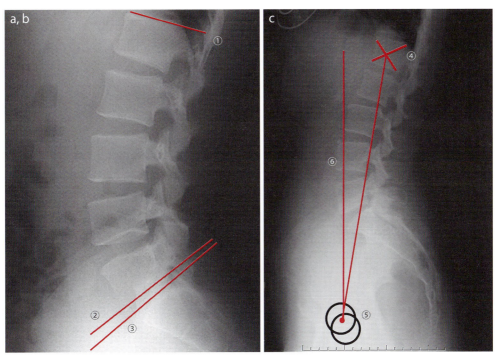

図4　腰椎前弯角（L1L5角，L1S1角），腰椎傾斜角の計測方法

a　腰椎前弯角（L1L5角）
第1腰椎椎体上縁を通る直線（①）と第5腰椎椎体下縁を通る直線（②）がなす角度．前弯を正，後弯を負で示す．

b　腰椎前弯角（L1S1角）
第1腰椎椎体上縁を通る直線（①）と第1仙椎上縁を通る直線（③）のなす角度．前弯を正，後弯を負で示す．

c　腰椎傾斜角
点④と点⑤を通る直線と鉛直線⑥がなす角度で，鉛直よりも前傾を（スライド左傾斜）を正値で示す．点④：第1腰椎椎体中心（椎体上縁前端と下縁後端を通る直線，上縁後端と下縁前端を通る直線の交点），点⑤：両大腿骨頭中心を通る線分の中点，直線⑥：鉛直線

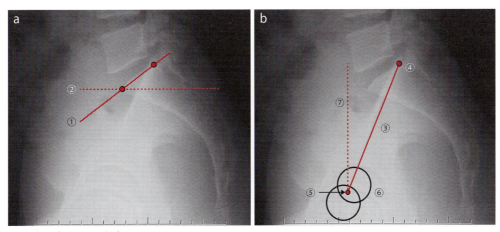

図5　仙骨角，PAの計測

a　仙骨角
直線①と水平線②がなす角度で，直線①が前傾している場合を正値で示す．
直線①：第1仙椎上面前端と後端を通る直線．

b　pelvic angle（PA）
直線③と鉛直線（⑦）がなす角度で，大腿骨頭中心に対して仙骨が後傾している程度を示す．後傾を負値で示す．
直線③：点④（第1仙椎上面後端）と点⑤（両大腿骨頭の中点）を通る直線，⑥：大腿骨頭の輪郭．

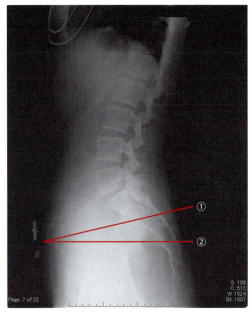

図6 寛骨傾斜の計測
上前腸骨棘と上後腸骨棘を通る直線①と，水平線②がなす角度で，右側について計測した．寛骨が前傾している状態を正値で示した．

5 寛骨傾斜（図6）

上前腸骨棘と上後腸骨棘を結ぶ直線が水平線となす角度で10°程度である．静止立位において仙骨角，前弯角と寛骨傾斜は相関関係を示さない．体前後屈運動時の仙骨角変化量と寛骨傾斜変化量は相関関係を示す．運動時には寛骨傾斜の推移を骨盤傾斜角度の推移と表現して問題ないが，静止立位に関しては取り扱いに注意を要する．

6 lumbar lordosis congruity[19]

L1L5角（図4a）の値を仙骨角（図5a）の値で除した値で，正常値は0.8，正常範囲は0.7～0.9である．脊柱−骨盤が協調的に機能し，適切にアライメントを調整することができる個体では，この値は0.7～0.9の範囲に収まっている．

C 筋機能

体幹の安定[*1]に関与する筋の機能を評価する．徒手筋力検査法（manual muscle testing），テスト運動の観察（無条件，腹部および腰部筋群への押圧条件）など，複数の検査所見の結果から筋機能を総合的に判断する．

1 腹横筋機能の評価①：abdominal hollowing[21]

図7は腹横筋機能の評価法の一つであるabdominal hollowingである．腹横筋の機能が適正である場合には，図7aのように胸郭や胸椎の運動は起こらない．

[*1] "安定性"に関しては様々な議論がある[20]．体幹下部深部の筋群が協調的に活動することで，身体のある1分節の運動が最終域に到達する前に隣接する分節へ運動が拡がっていく，このような状態を呈した体幹を「安定の得られた体幹」であると筆者は考えている．この運動の拡がりは上行性，下行性を問わない．セラピストが対象者の体幹上部をハンドリングして起った運動は体幹下部へ伝播し，体幹下部をハンドリングして起こった運動は体幹上部へ伝播する．本書において，筆者はこの考え方を踏襲し解説することを心がけた．

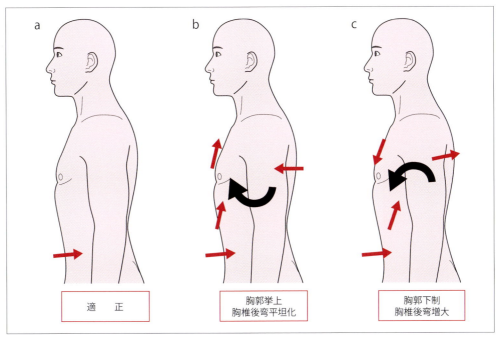

図7　腹筋機能の評価① abdominal hollowing（文献21をもとに作図）
腹部を背部方向へ引き込む．困難な場合には，腹部にベルトを巻き，ベルトと腹壁の間にすき間を作るように指示する．
a　適正な方法：胸郭の形状が変化しない．
b　間違った方法：胸郭が挙上し，胸椎は平坦化する．
c　間違った方法：胸郭が下制し，胸椎後弯が増大する．

2 腹横筋機能の評価②

　腹横筋の収縮は基本的に関節運動を伴わないため，筋収縮の成否を自己判定することが困難な場合がある．このような場合には，筆者は別法を用いている（図8）．

　対象者を端坐位にて脊柱後弯位（図8a）にする．その姿勢を維持したまま，腹部をへこませることを対象者へ指示する．続いて，腹部をへこませたまま，体幹を直立化（図8c）させる（手順①）．手順①が実施可能であれば，手順②を試みる．手順①と比較し，より高度な腹横筋収縮コントロールの状態を評価することが可能である．

　腹部をへこませる課題を達成するために，腹横筋の収縮よりもむしろ腹直筋の収縮を多用している場合には，腹部の形状を保てたとしても体幹を直立させることができないか，体幹を直立化できたとしても腹部の形状を維持することができない．腹直筋は胸郭と恥骨を連結し，腹直筋の収縮は脊柱の屈曲に作用するため，腹直筋の過度な収縮は体幹伸展（直立）を妨げる．しかし，腹横筋の走行は脊柱屈曲伸展軸の方向と異なるため，腹横筋の筋収縮が起こっても体幹の運動を妨げることはない．

　体幹トレーニングに携わる人達から「体幹安定化トレーニングを実施した結果，体幹の動きが固くなった」という声が聞かれることがある．もし，そうだとすると，トレーニングの実施者は「安定化」について誤解しており，トレーニングの実践方法が間違っている可能性がある．体幹の「安定」は決して「固まること，固くなること，しっかりすること」ではない．

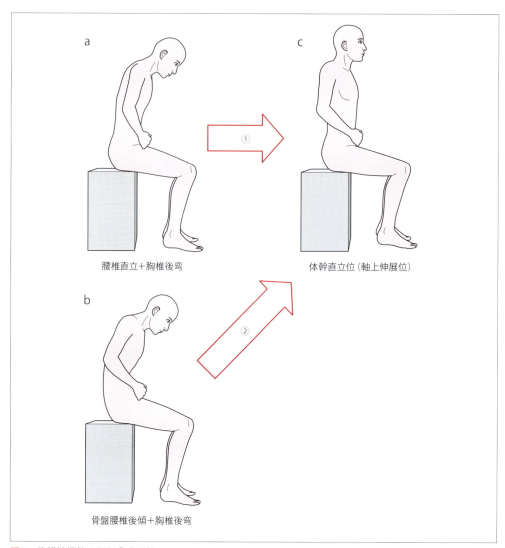

図8 腹横筋機能の評価②（別法）
a　開始肢位1，b　開始肢位2，c　終了肢位
矢印①：課題難易度の低い手順，矢印②：課題難易度の高い手順
まず，手順①を実施する．可能であれば，手順②を実施する．手順①は腹横筋の収縮を維持しながら，体幹上部の運動をコントロールする．手順②では，腹横筋の収縮を維持したまま，体幹上部，体幹下部の運動をコントロールする．難易度は手順②の方が高い．

対象者から「しっかりした感じがする」という声が聞こえてきたとしても，本当に体幹が安定しているのか，疑いの目を持つことが必要であるかもしれない．

3 ASLR：active straight leg raising test[22]

　体幹下部（腰椎骨盤股関節複合体）の安定性を評価する方法である．背臥位にて自動下肢伸展挙上させる．その際に，対象者は下肢を容易に挙上することができているか，骨盤が一側へ回旋することがないかを視診，触診にて確認する．運動における努力性，代償運動が確認できた場合には，両側上前腸骨棘の内側，恥骨結合の頭側，腹部正中線（白線），あるいは上後腸骨棘へ徒手にて圧迫を加え，結果に変化が生じるかを確認する．それぞれの圧迫は

6 体幹の機能に着目した肩の理学療法 99

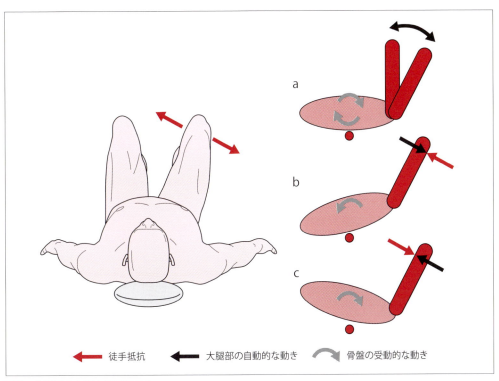

図9 大腿部の水平内外転テスト
ピンクの楕円は骨盤，赤いバーは大腿部をイメージしている．
a 大腿部の水平内外転自動運動（無負荷）．
b 大腿部の水平外転抵抗運動．骨盤は大腿部の動きとは反対方向へ回転する．
c 大腿部の水平内転抵抗運動．骨盤は大腿部の動きとは反対方向へ回転する．
体幹下部が安定していれば，骨盤は回転しない．不安定な時，図のように回転してしまう．

内腹斜筋，腹直筋，骨盤底筋群，大殿筋の緊張の変化を模している．圧迫の結果，運動時に確認される所見が改善するのであれば，それぞれの筋活動に対してアプローチすることで安定性が改善するかもしれない．

4 腹臥位で行う一側下肢伸展運動

腹臥位にて大腿部を挙上（股関節伸展）させた際に，検者は大腿部の後面に手を置き，手に加わる抵抗感を評価する．同時に，腰部の過剰伸展などの代償運動の有無を視診，触診を通じて確認する．運動における努力性，代償運動が確認できた場合には，仙腸関節付近への圧迫，上肢挙上（体側においた上肢を伸展する）を実施し，所見に変化が起こるかを確認する．それぞれ改善するようであれば，大殿筋の筋力低下，胸背腱膜の緊張低下を示唆している．それぞれに対してアプローチすることで安定性が改善するかもしれない．

5 大腿部の水平内外転テスト（図9）

筆者が体幹下部の不安定を評価する際に用いている手技である．膝立て臥位で，大腿部の自動的な水平内外転運動を対象者に行わせる．大腿部が動く際に，骨盤を水平に維持することができるかを確認する．次いで，徒手抵抗に逆らって，大腿部の水平内外転運動を行わせる．同様に，骨盤の水平を保つことができるかを確認する．

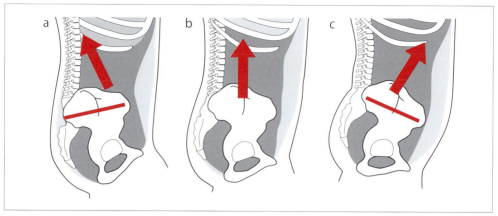

図10 骨盤挙上テスト
a 後傾位, b 中間位, c 前傾位の3つの肢位を1つのセットとして実施する. a〜c全てで腸骨稜を挙上できない場合, 腰方形筋の収縮力不足を疑う. aでしか挙上できない場合には, 内腹斜筋の収縮力不足を疑う. cでしか挙上できない場合には, 腰椎伸筋群の過活動を疑う. 腸骨稜挙上の際に, 骨盤が後方回旋する場合には, 腰椎伸筋群の収縮力不足を疑う.

6 骨盤挙上テスト(図10)

腰方形筋, 腰椎伸筋群, 腹斜筋群の協調性を評価する.

体幹が抗重力位で機能するには, 腰椎前弯を維持した状態で, 骨盤が前傾挙上できる機能を保有していることが必要である. それには腰方形筋, 腰椎伸筋群, 内腹斜筋が協調的に活動していることが必要である. このテストはこれらの筋機能を評価するための評価手技である.

テスト体位は側臥位で, 両側について実施する. 検者は対象者の腸骨稜に対して頭側から尾側へ向かって, 腸骨稜を下制させるように徒手抵抗を加え, 被検者には腸骨稜を挙上させるよう指示する. 機能が適正な場合には, 3つの肢位で腸骨稜を挙上することができる. 腰方形筋, 腰椎伸筋群, 内腹斜筋の筋活動に不均衡がある場合, 限られた肢位でしか腸骨稜を挙上することができない. 内腹斜筋の筋収縮が不十分な場合には, 骨盤前傾位では腸骨稜を挙上することができない, 腰椎伸筋群の収縮が不十分だと, 骨盤が後方回旋する, 腰椎伸筋群の過活動があると, 腰椎前弯が増大する, 腰方形筋の筋収縮が弱い場合には, 腸骨稜を挙上すること自体が困難になる等の代償運動が発生する.

7 体幹上部-肩甲帯の協調性テスト(図11)

背臥位にて, 肩関節90°屈曲位, 肘伸展位にて, 上肢を天井方向へリーチさせる. 胸椎を屈曲させることなく, 胸椎胸郭を挙上側とは反対側へ回旋すること, 上肢の動きを追従するように同側の肩甲骨が外転するかを確認する.

D 体幹, 股関節の可動性評価

1 体幹の可動性評価(図12)

体位と上肢の支持部位の違いにより, 評価部位と運動方向を区別している. 前腕支持のテストでは体幹上部を, 手掌支持のテストでは体幹下部を評価する. 背臥位では屈曲, 腹臥位では伸展, 側臥位では側屈を評価する.

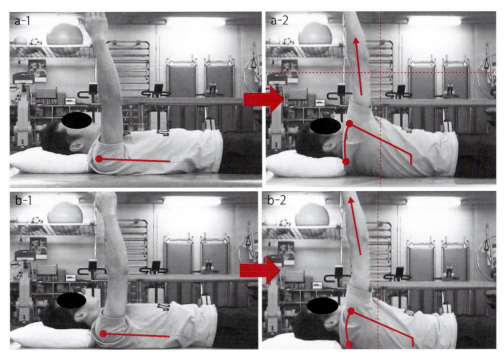

図11 体幹上部-肩甲帯の協調性テスト
背臥位にて，肩関節90°屈曲位，肘伸展位にて，上肢を天井方向へリーチさせる．胸椎を屈曲させることなく，胸椎胸郭を挙上側とは反対側へ回旋すること，上肢の動きを追従するように同側の肩甲骨が外転することを確認する．大胸筋，胸椎の伸筋群，外腹斜筋，前鋸筋の協調性を診るテストである．
a 好ましい例：肩峰の運動軌跡が直線に近い．
b 胸椎の伸展が維持されていないため（屈曲するため），肩峰の運動軌跡はaに比べて円弧に近い．

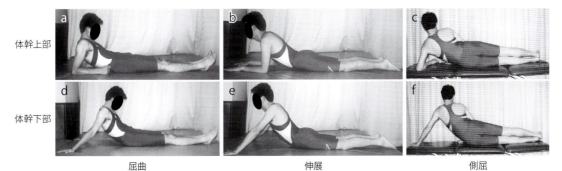

図12 体幹の可動性評価
a 体幹上部屈曲：腰部が支持面に接触しているかを確認する．
b 体幹上部伸展：腹部が支持面に接触しているかを確認する．
c 体幹上部側屈：腸骨稜が支持面に接触しているかを確認する．
d 体幹下部屈曲：上後腸骨棘（PSIS）が支持面に接触しているかを確認する．
e 体幹下部伸展：上前腸骨棘（ASIS）が支持面に接触しているかを確認する．
f 体幹下部側屈：大転子が支持面に接触しているかを確認する．

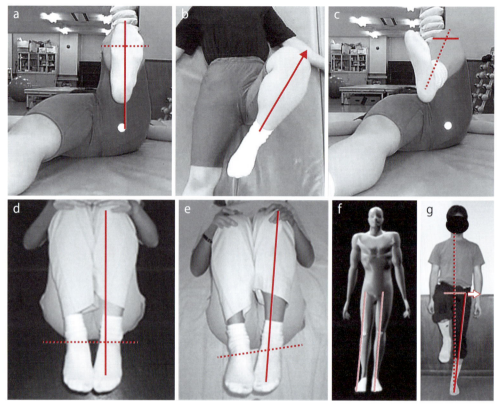

図13　股関節屈曲テスト（a〜c：片側，d, e：両側）（文献23より引用）
a　正常
b　股関節周囲に筋柔軟性に問題がある場合
c　下腿-足部のどこかに筋柔軟性に問題がある場合
d　正常例，両側坐骨の位置が左右で揃っている．
e　左坐骨が見かけ上高位にある．
f　左下肢にb, c, eの所見がある場合，両脚立位姿勢の一例
g　左下肢にb, c, eの所見がある場合，片脚立位姿勢の一例

2　股関節屈曲テスト（図13）[23]

　このテストは，下肢の運動機能軸が坐骨を通る軸上に位置するための要件（下肢各部位のアライメント，可動性）を有しているかを判定するための評価技術である．

　骨盤傾斜運動（前後傾，側方傾斜，水平面上での回旋）には股関節の関節可動域が適正であることが必要である．骨盤の並進（前後，側方，上下）には，下肢の伸展機能が必須である．荷重下において下肢伸展機能が適切に機能するには，下肢の運動機能軸が適正な位置に配列していること，つまり，立位において，大腿骨頭の直下近傍に足関節中心が位置していることが重要である．この要件を満たすように，腰椎，寛骨，大腿骨，下腿骨，足部が配列している場合には，下肢の全屈曲，全伸展を行った際に，足部（踵）は下肢運動機能軸上に沿って移動する．このような現象を，下肢運動機能軸の良否判定に応用しようとしたことが，本テストを考案した狙いである．

　図13a〜cは下肢全屈曲を行った際の状態を足部方向から観察した写真である．図13aは正常例であり，下肢全屈曲を行った際，屈曲可動域に制限がないことはもちろんであるが，

最終域における踵部の位置が同側の坐骨を通る平面上に存在することが特徴である．股関節周囲筋（例えば大殿筋）に筋柔軟性低下があると，他動的に動かした下肢の屈曲角度が増すとともに，身体の正中軸から膝は外方へ変位していく（図13b）．膝関節以遠の筋群などに柔軟性低下が存在する場合には，膝は同側の坐骨を通る平面上にあるが，踵は正中軸上に存在しない（図13c）．

図13d, eは両側下肢を他動的に全屈曲させた際の写真である．図13dは正常例であり，屈曲可動域の制限はないことはもちろんであるが，両側の膝，足部が正中軸上に存在する．殿部下部の輪郭にも左右差がない．図13eは左股関節あるいは殿部に制限を有する一例であり，左側膝と足部が同一平面上に存在しない．殿部下部の輪郭を観察すると坐骨位置が左右で一致していない．寛骨がoutflareしていると，見かけ上，坐骨は反対側と比較し頭側へ挙上する（図13eの左坐骨）．

図13f, gは，図13b, c, eの所見を有する対象者が両脚起立あるいは片脚起立した際の姿勢を示している．姿勢修正を図るには，図13b, c, eの所見を改善するためのアプローチを実践する（該当部位のストレッチあるいは筋活動改善）．

E 動作テスト

体幹軸上伸展に必要な腰部の抗重力伸展機能を評価するテストの一部を紹介する．

1 pelvic tilting test（矢状面）（図14）[23]

矢状面における骨盤傾斜と脊柱弯曲の変化（屈曲／伸展）の協調運動を評価する．体幹の筋機能，可動性の両面に関する情報を得ることができる．複数の運動パターンの体幹屈曲伸展と骨盤前後傾運動を観察することで，体幹上部，下部の筋活動と可動性を評価する．正常な体幹機能では全ての運動パターンを実行することができる．体幹筋の筋活動低下あるいは可動性低下を有する場合には，実施困難な運動パターンの存在を確認することができる．図14に示したマーカー1と2の運動軌跡を追うことで，体幹上部，下部の可動性についても観察することができる．

2 pelvic tilting test（前額面）（図15）

前額面における骨盤傾斜と脊柱弯曲の変化（側屈）の協調運動を評価する．体幹の筋機能，可動性の両面に関する情報を得ることができる．図15は全て，体幹右側屈運動を示しているが，体幹上部，下部の側方移動様式が異なっている．図15aは体幹上部・下部ともに左方移動，図15bは体幹上部のみ右方移動，図15cは体幹上部・下部ともに右方移動である．体幹の正常な機能を有している場合には，図15に示す3パターンを実行することができる．筋活動あるいは可動性の面で不利，制限を有している場合には，3パターンのうちどれかを実行することができない．

3 側方pelvic tilting＋肩甲骨挙上テスト（図16）

腰部の抗重力伸展運動機能，体幹上部・肩甲帯との分離性を評価する．体幹の抗重力伸展を実行するために，体幹上部と下部が適切に機能しているかを確認するための評価として，図16の運動を筆者は用いている．A1の姿勢において，骨盤を反時計回りに回転させる際，右側腸骨稜を挙上することが主動作であってはならない（右側の骨盤挙上筋の活動が主であってはならない）．被検者本人にとって意識化されるべきこと，セラピストが注意を払わ

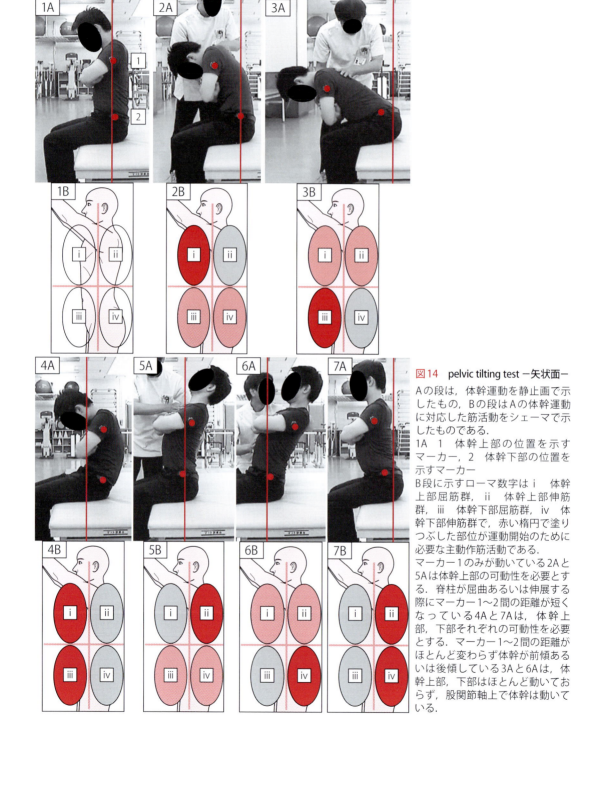

図14　pelvic tilting test −矢状面−

Aの段は，体幹運動を静止画で示したもの，Bの段はAの体幹運動に対応した筋活動をシェーマで示したものである．

1A　1　体幹上部の位置を示すマーカー，2　体幹下部の位置を示すマーカー

B段に示すローマ数字はi　体幹上部屈筋群，ii　体幹上部伸筋群，iii　体幹下部屈筋群，iv　体幹下部伸筋群で，赤い楕円で塗りつぶした部位が運動開始のために必要な主動作筋活動である．

マーカー1のみが動いている2Aと5Aは体幹上部の可動性を必要とする．脊柱が屈曲あるいは伸展する際にマーカー1〜2間の距離が短くなっている4Aと7Aは，体幹上部，下部それぞれの可動性を必要とする．マーカー1〜2間の距離がほとんど変わらず体幹が前傾あるいは後傾している3Aと6Aは，体幹上部，下部はほとんど動いておらず，股関節軸上で体幹は動いている．

6 体幹の機能に着目した肩の理学療法　**105**

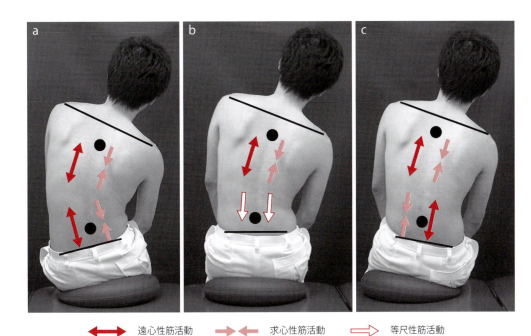

⬌ 遠心性筋活動　　➡⬅ 求心性筋活動　　⇨ 等尺性筋活動

図15 pelvic tilting test －前額面－
可動性の特徴から観察すると，aは体幹上部，下部ともに右側屈，bでは体幹上部が主に右側屈している．cは体幹上部・下部の側屈がa，bと比較すると，体幹右側屈の可動性が少ない．
体幹筋の筋活動から観察すると，図に示したような特徴を有している．

なければならないことは，左側坐骨を支持面に押しつけることである．A1の動きが右腸骨稜挙上により実行されていると，左右の肩甲骨を自由に運動させることはできない．
　体幹上部と下部にはそれぞれ，脊柱の側屈と回旋に"coupling patterns"[24]を有しているが，胸腰椎移行部には"coupling patterns"[24]が存在しない．腰部に適切な抗重力伸展活動が備わっていれば，A1の姿勢をとる姿勢戦略として右腸骨稜挙上を選択する必要はなく，体幹上部と下部が独立して機能するはずである．すなわち，体幹下部（腰部骨盤）の肢位に関わらず，体幹上部－肩甲帯を自由に動かすことができる．
　Bは運動開始姿勢を矢状面から観察した図である．動作中を通じて，体幹が前傾あるいは後傾しないこと，体幹上部が後方へ変位しないことが重要である．

3 治療方針の決定

　以下に示す3項目をベースに，体幹機能を再構築し，前項で示した体幹運動並びに肩甲骨の運動を再獲得することがアプローチの概要である．問題を解決するための具体的な手技や手法については，どのような手段であっても良いと考えている．

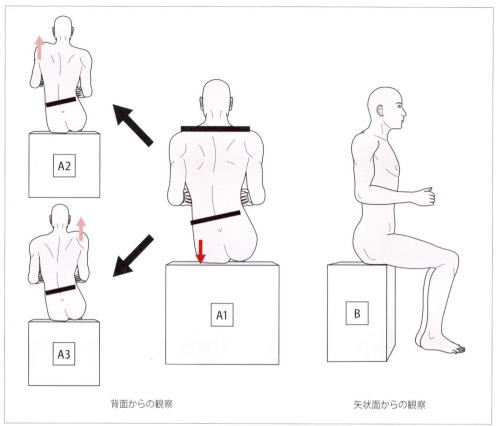

図16　側方 pelvic tilting＋肩甲骨挙上テスト
体幹の抗重力伸展活動：体幹上部と体幹下部の協調性
A1は運動開始姿勢から左方向へ坐圧移動しながら，右坐骨を離床をさせた状態を示している．A2はA1の姿勢から左の肩甲骨を挙上させた状態，A3は右肩甲骨を挙上させた状態を示している．

A 求める運動機能のベース

1 "構え"の立位姿勢を適正化する：真っ直ぐに立たせる

　基本的な立位姿勢の基準は，運動学的基本立位肢位[18]であるが，ヒトが効率的に運動することを考慮する場合，単に真っ直ぐであることが好ましいと，筆者は考えていない．適切な"構え"は，図3aに示した運動学的基本立位肢位よりもやや前傾位であると，筆者は考えている．

2 体幹の軸上伸展を再構築する

　上肢下垂位から最大挙上位まで肩関節を屈曲あるいは外転運動することを想定した場合，上肢は下垂位から最大挙上位までリーチする．手の運動方向に一致するよう体幹も運動する．体幹下部の安定化，腰椎運動の"coupling patterns"[24]を獲得すること，頭部が坐骨の直上あるいはやや前方を上下移動できるよう，脊柱弯曲−骨盤傾斜の協調運動機能を再構築することが基本である．

3 リーチ運動を再構築する

体幹の軸上伸展を作る．下肢の支持性を確保する．上肢と体幹，下肢が同じ方向へ伸展するように導く．リーチ運動において，筆者がイメージする"伸展"は，目的運動において運動に加わる身体各部位（分節）の全てが，運動の目標に向かって動くことである．いわゆる単関節における伸展とは異なる．

B　評価－アプローチ－再評価のプロセス

評価，アプローチ，再評価のプロセスを図17, 18に示した．肩関節運動に対する体幹機能の役割は，肩関節運動に先行して体幹筋が活動を起こすこと，運動の拡がりを提供することである．体幹が機能することで得られる肩関節複合体における効果は，肩甲骨の動きが改善することである．評価が全て終了し，その結果に応じてアプローチの方針が決定するというよりも，評価とアプローチを並行して実施し，理学療法を展開する．

おわりに

上肢挙上障害を有する対象者に対して，「手を鉛直上方へリーチできるようになること」を目標として理学療法を実施することを想定し，肩関節屈曲運動および外転運動と体幹機能との関わりという観点から評価，アプローチ選択の考え方について解説した．

上肢のリーチ運動を肩甲骨が追従することができるように，体幹は機能している．臨床的には，体幹機能の障害は肩甲骨の運動不良という形で現れる．その症状を改善するために体幹機能へアプローチした場合，理学療法が成功すれば，体幹の軸上伸展運動が獲得され，上肢は姿勢維持や荷重支持機構から解放され，肩甲骨の動きが改善するという効果が得られ，対象者の有する問題は解消する．

本項では，上肢を鉛直上方へリーチすることを想定し（上肢が鉛直上方へリーチできることを理想として），解説を進めてきた．上肢機能のあるべき状態を規定した理由は，本項では，加齢的変化を考慮していないためである．加齢に伴い，胸椎後弯，頭部の前方化が起こるため，高齢者では体幹の軸上伸展困難が考えられる若年者に対して想定される運動機能面のゴール（アプローチの方向性）と高齢者のそれとは異なることが推察できるため，本項の内容が全ての対象者へ適応できるかは不明確である．高齢者に認められる円背姿勢や頭部の低位は，不安定になった立位バランス能力を補うための適応であるとする考え方もある．鉛直上方へリーチできるようにすることが，必ずしも正しいとはいい切れない．今後の課題である．

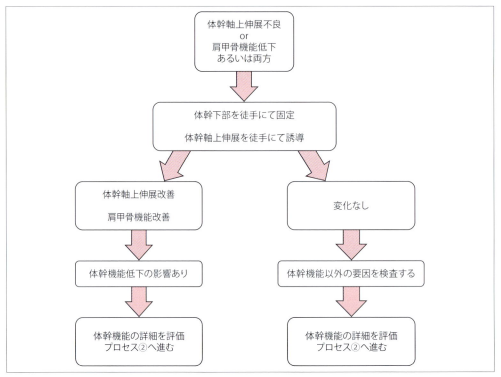

図17 評価-アプローチ-再評価のプロセス① 体幹機能低下の影響の有無を判断するプロセス

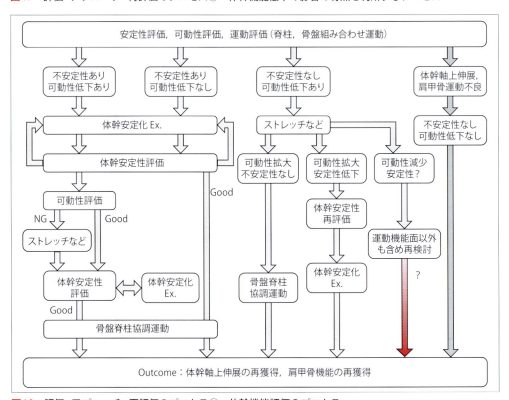

図18 評価-アプローチ-再評価のプロセス② 体幹機能評価のプロセス
最上段の"安定性評価,可動性評価,運動評価(脊柱,骨盤組み合わせ運動)"から開始する.結果,2層目の4パターンに分類される.各パターンごとに対応する.

文献

1) 鈴木俊明ほか監修：The Center of the Body―体幹機能の謎を探る―, 第4版, アイペック, 東京, 199, 2010

2) Gracovetsky S：Chapter one. The evolutionary record. The cretter walk-priciples of motion. The Spinal Engine, Springer-Verlag, Wein, 11-16, 1988

3) 鈴木加奈子ほか：両上肢前方挙上動作における肩甲骨と体幹の動きの関係について. 理療科26：203-207, 2011

4) 甲斐義浩ほか：上肢挙上角と脊柱彎曲角との関係. 理療科25：19-22, 2010

5) Takahashi K, et al：Trunk kinematics and muscle activities during arm elevation. J Orthop Sci 20：624-632, 2015

6) 花村達夫ほか：肩関節可動域と挙上運動の分析. 肩関節1：1-4, 1977

7) 塚本芳久ほか：上肢前方挙上時における脊柱の動きに関する動態学的研究―肩甲帯との関係―. リハ医 27：453-458, 1990

8) Crosbie J, et al：Scapulohumeral rhythm and associated spinal motion. Clin Biomech 23：184-192, 2008

9) Fujiwara K, et al：Anticipatory activation of postural muscles associated with bilateral arm flexion in subjects with different quiet standing positions. Gait Posture 17：254-263, 2003

10) 吉田一也ほか：肩甲骨位置および肩甲上腕関節外転可動域と脊柱アライメントとの関連性. 理学療法学 38（Suppl 2）, OF2-076, 2011

11) 甲斐義浩ほか：拘縮肩患者における上肢挙上運動と脊柱彎曲角との関係. 総合リハ39：71-74, 2011

12) 鈴木加奈子ほか：坐位での肩関節挙上時における体幹・肩甲骨・骨盤の動きについて―上半身質量中心点に着目して―. 理学療法学31（Suppl2）：110, 2004

13) 吉田一也ほか：自然立位の脊柱アライメントと肩甲骨位置および肩甲上腕関節外転可動域の関係. 理療科29：277-282, 2014

14) 佐藤祐子ほか：姿勢・動作分析における身体重心点の視覚的評価. 理学療法学23（学会特別号）：176, 1996

15) 鈴木貞興ほか：下肢運動器疾患による姿勢異常に対する理学療法. 理学療法24：231-240, 2007

16) 鈴木貞興ほか：立位における腰椎, 骨盤, 下肢の矢状面上のアライメントパラメーター間の関係―X線写真計測値を用いた検討―. 昭和学士会誌, in press, 2017

17) Jackson R P, et al：Lumbopelvic lordosis and pelvic balance on repeated standing lateral radiographs of adult volunteers and untreated patients with constant low back pain. Spine 25：575-586, 2000

18) 中村隆一ほか：2 力学の基礎, 2 身体運動の面と軸. 基礎運動学, 第3版, 医歯薬出版, 東京, 19, 1987

19) Kobayashi T, et al：A longitudinal study of congruent sagittal spinal alignment in an adult cohort. Spine 29：671-676, 2004

20) Lee D 著, 石井美和子監訳：骨盤帯 原著第4版, 医歯薬出版, 東京, 45-49, 2013

21) Norris CM：Back Stability, Human kinetics, champaign, 81-89, 2000

22) Lee D 著, 石井美和子監訳：骨盤帯 原著第4版, 医歯薬出版, 東京, 194-204, 2013

23) 鈴木貞興：ゴルフ障害の治療・予防・コンディショニング, ゴルファーの身体機能不全と障害発生から考える機能訓練―私はこうしている. ゴルファーに対する理学療法―私が求めた体幹機能―. 臨スポーツ医, 33：278-285, 2016

24) White Ⅲ AA：Kinematics of the spine. Clinical Biomechanics of the Spine, 2nd ed, Lippincott Williams & Wilkins, Philadelphia, 85-126, 1990

Clinical Case　肩の理学療法への応用

- 60代女性
- 診断名　右肩関節周囲炎

問　診　患者の愁訴は「右腕を肩の高さまで持ち上げると肩の前の方が痛い．3週間ほど前にリュックサックを背負って山道を歩いてから，痛くなり始めた」というものであった．

痛みの再現　自動運動にて上肢を前方へ挙上すると，初期可動域では痛みはないが，上肢挙上角度が肩関節90°付近に到達すると肩前面に痛みを訴えた．その際，患者は手掌全体で肩峰前縁から三角筋前部線維をさすりながら痛みを感じる部分を示した．局所的な圧痛，安静時痛，夜間痛はなかった．三角筋，上腕骨二頭筋の収縮にて，疼痛は再現されなかった．腱板の刺激症状もなかった．

機能評価　静止立位姿勢は，胸椎後弯位，前方頭位，肩甲骨は鉛直に対して前傾・挙上位であった．大胸筋，腹直筋，胸鎖乳突筋，後頭下筋群の柔軟性低下があり，胸郭前面の拡張性，肩甲骨内転および下制方向への可動性，頭部の後退が著しく制限されていた．胸郭側面の柔軟性は比較的維持されており，肩甲骨の挙上，上方回旋の可動性には問題がなかった．肩甲骨周囲筋の筋力は正常であった．肩甲上腕関節の筋力テスト，疼痛誘発テストには問題がなかった．股関節屈曲可動域の制限はなかった．端坐位でのpelvic tilting運動において，坐圧後方移動時に骨盤後傾（坐面に対する後傾）は可能であるが，脊柱屈曲は困難であった．坐圧前方移動時には，骨盤前傾が不十分で，胸腰椎移行部の過度な伸展が代償運動として観察された．立位において，骨盤前方並進運動の制限が確認できた．まとめると，90°以上の上肢前方挙上に必要な胸椎伸展，肩甲骨内転，後傾，下制が不足していた．

治療方針　治療対象を胸郭前面の柔軟性改善，胸椎伸展運動の獲得，骨盤前傾運動の獲得，前方頭位の改善，上半身と下半身の前方移動獲得とした．

アプローチ　胸郭前面の柔軟性改善に対しては大胸筋と腹直筋のストレッチ，体幹下部の伸展運動（大腰筋の収縮練習），体幹上部伸展運動，胸鎖乳突筋と後頭下筋群のマッサージ，ストレッチ，chin-in exercise, heel raise/toe raise exerciseを実施した．

結　果　治療対象である運動機能に改善を認め，上肢の挙上角度は増大した（図19）．しかし，最終域での疼痛は残存していた．上肢の使用を制限する必要はないが，疼痛の発生には注意することと，自宅で行う自主トレーニングについて患者に説明した．

6 体幹の機能に着目した肩の理学療法　**111**

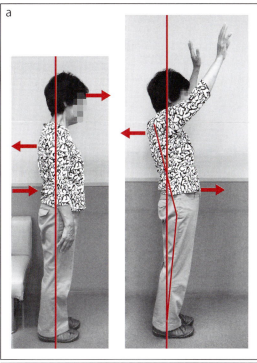

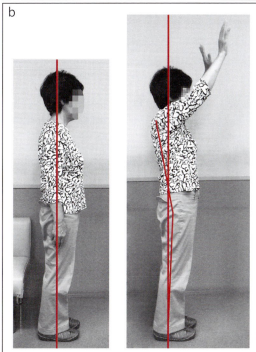

図19　静止立位姿勢，上肢前方挙上時姿勢の比較
aはアプローチ前，bはアプローチ後である．a左側では，b左側と比較し，頭位は前方位，体幹上部は後方位，骨盤前方並進位，手部が身体前方に位置している．上肢挙上時の姿勢は，bで体幹上部，骨盤位が修正されている．

ONE POINT ADVICE

知っておきたい頚椎の機能解剖とバイオメカニクス

上田泰久

　頚部痛や上肢痛などを呈した肩関節疾患の症例を担当する際，肩関節疾患と頚椎疾患による臨床症状を鑑別する必要がある．本項では，頚椎疾患による臨床症状について，頚椎の機能解剖とバイオメカニクスの視点からワンポイントアドバイスとして解説する．

1）頚椎の機能解剖

　肩関節周囲の知覚・筋力などを支配する神経は，主に下位頚椎の椎間孔より出現する．上位頚椎の可動域制限がある場合，下位頚椎では可動域を代償し易く，過剰な分節運動が生じ易い．過剰な分節運動により下位頚椎の椎間孔の狭窄が生じると，神経根が障害されて様々な臨床症状（頚部痛・上肢痛・指のしびれと知覚障害・筋力低下・腱反射低下）を引き起こす（表1）．神経根障害の頻度は，C7神経根が最も高く，次いでC6神経根，C8神経根，C5神経根の順に高い[1]．

2）バイオメカニクス

　特異な坐位姿勢は，頚椎と胸椎の移行部に過剰な分節運動（以下，頚椎の病態運動）や肩甲骨のアライメント変化を引き起こす．坐位姿勢の評価では，骨盤帯に対する上半身質量中心（第7～9胸椎の椎体前方）の位置を観察することが重要である．頚椎の病態運動の評価では，頚椎と上位胸椎の運動のつながりを観察することが重要である．肩甲骨の評価では，坐位姿勢における肩甲骨のアライメントを詳細に観察することが重要である．ここでは，坐位姿勢と頚椎の病態運動，坐位姿勢と肩甲骨の関係の順に解説する．

　上半身質量中心が過剰に後方偏位した坐位姿勢では，頚椎の伸展時に下位頚椎が優位に動き易い[2]．さらに，頚椎の伸展時に上位胸椎の伸展が出現せず，頚椎と上位胸椎の運動のつながりが欠如すると，下位頚椎の椎間孔が障害される"頚椎の病態運動"が出現する（図1a）．上半身質量中心が過剰に左偏位した坐位姿勢では，頚椎の右側屈・右回旋時に下位頚椎が優位に動き易い[3]．さらに，頚椎の右側屈時に上位胸椎の右側屈，頚椎の右回旋時に上位胸椎の右回旋が出現

表1　神経根障害の診断指標

	C5神経根	C6神経根	C7神経根	C8神経根
頚部痛	肩甲骨上部	肩甲上部	肩甲間部 肩甲骨部	肩甲間部 肩甲骨部
上肢痛	なし／上腕外側	上肢外側	上肢後側	上肢内側
指のしびれと 知覚障害※1	なし	母指	示指／中指	小指
筋力低下※2	三角筋	上腕二頭筋	上腕三頭筋	手内在筋
腱反射低下	上腕二頭筋	上腕二頭筋	上腕三頭筋	上腕三頭筋

※1　しびれ・知覚障害の最も強い指が指標となる
※2　筋力低下の最も強い筋が指標となる

（文献1より引用改変）

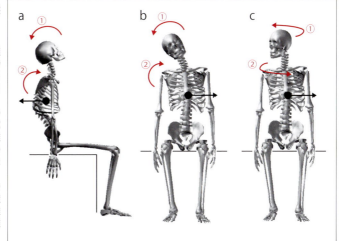

図1 上半身質量中心と頚椎の病態運動
●は上半身質量中心である．
a 上半身質量中心の後方偏位と頚椎の伸展の関係を示す．頚椎の伸展時（矢印①）に胸椎屈曲（矢印②）を伴う運動は，頚椎の両側椎間孔を狭窄させる病態運動になる．
b 上半身質量中心の左偏位と頚椎の右側屈の関係を示す．頚椎の右側屈時（矢印①）に右上肢帯の挙上（胸椎の右側屈制限）を伴う運動は，頚椎の右椎間孔を狭窄させる病態運動になる．
c 上半身質量中心の左偏位と頚椎の右回旋の関係を示す．頚椎の右回旋時（矢印①）に右肩甲骨の外転や胸椎の逆回旋を伴う運動は，頚椎の右椎間孔を狭窄させる病態運動になる．

せず，頚椎と上位胸椎の運動のつながりが欠如すると，下位頚椎の椎間孔が障害される"頚椎の病態運動"が出現する（図1b, c）．これらの頚椎の病態運動は，神経根への侵害刺激となり，前述した神経根障害による臨床症状を引き起こす．したがって，頚椎と上位胸椎の運動のつながりを評価して改善することが重要になる．

坐位姿勢と肩甲骨の関係について注意深く観察すると，上半身質量中心が過剰に後方偏位した坐位姿勢では肩甲骨の外転を伴い，過剰に左偏位した坐位姿勢では右肩甲骨の下制と下方回旋を伴っていることが多い．この肩甲骨の外転・下制・下方回旋のアライメントは，肩関節の動的安定化機構として重要な棘上筋・棘下筋を支配する肩甲上神経（C5・C6頚神経）を慢性的に牽引[4]して，肩甲上神経障害による臨床症状（棘上筋・棘下筋の筋力低下）を引き起こす．このような坐位姿勢と肩甲骨のアライメント変化は，デスクワーカーなどで高頻度に生じ易い．

3）まとめ

頚椎の病態運動は，下位頚椎の過剰な分節運動を出現させて神経根障害による臨床症状を引き起こす．また，肩甲骨のアライメント変化は，肩甲上神経を慢性的に牽引して末梢神経障害による臨床症状も引き起こす．肩関節疾患の症例を担当した際は，肩関節を診る前に頚椎疾患による臨床症状を合併していないか評価して，理学療法を展開することが重要である．

文献
1) 田中靖久：頚部神経根症と頚部脊髄症の診断：特徴的症候と高位診断．MB Orthop 16：13-20, 2003
2) 上田泰久ほか：頚椎の運動解析（第2報）―姿勢変化と頚椎の屈伸運動の関係―．理学療法学34（Suppl 2-1）：254, 2007
3) 上田泰久：頚部・頭部に対する理学療法技術の検証．理学療法MOOK 17，福井 勉ほか編，三輪書店，東京，84-94, 2015
4) 整形外科リハビリテーション学会編：関節機能解剖学に基づく整形外科運動療法ナビゲーション 上肢，メジカルビュー社，東京，6-9, 2008

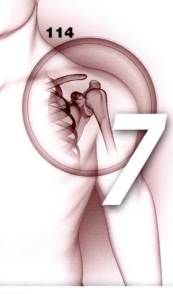

7 下肢の機能に着目した肩の理学療法

神原雅典

はじめに

多くの姿勢保持や運動において，下肢は床や坐面などに接地する．抗重力下で生活している我々にとって，接地面から受ける反力をどのように制御するかという課題は，姿勢や運動を成立させる上で非常に重要なポイントとなる．

頭頚部や体幹，上肢の重さを支え，床反力をより近くで受けるのは下肢であり，下肢機能の低下により上肢機能が低下してしまうことは少なくない．足が接地せず安定した床反力を得られない環境となる水中では，強い上肢の運動ができないことを想像すれば，上肢の運動の際にも下肢からの影響を軽視できないことがわかるだろう．

本項では足底を接地した姿勢や運動を前提として，下肢機能のメカニズムやその機能評価を通じて下肢機能から肩へのつながりを考えたいと思う．

1 肩関節の運動に必要な下肢の機能

A 足関節・足部

足関節・足部は，二足直立姿勢では唯一，地面と接する部分である．1対で56個の骨が集まり，身体全体の1/4の骨が集中し，複雑に機能している．足部・足関節は下腿につながる連結部分としてつなぎ目の役割を果たし，下腿との非常に強固な連鎖関係が報告されている（図1）．

また，立位において接地している足底面は，支持基底面を構成する要素となる．重心は，単に支持基底面の面積全体でコントロールしているわけではなく，機能的支持基底面[2]と呼ばれる足圧中心をコントロールできる限界域があるとされている（図2）．

解剖学的構造由来の足関節・足部内にある各関節のわずかな偏位や，疾患や加齢による足底感覚低下などが，運動連鎖や機能的支持基底面積低下を生じさせて重心移動能力を低下させる．そのことが，下肢自体への負担のみならず，上位へ異常な動きを連鎖させ，ひいては肩関節の異常運動へとつながることが考えられる．

7 下肢の機能に着目した肩の理学療法 **115**

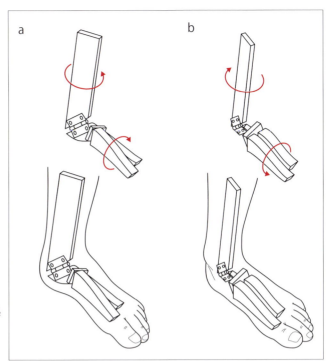

図1 足部・足関節と下腿の連鎖関係
a 足部回内-脛骨内旋
b 足部回外-脛骨外旋
(文献1より引用改変)

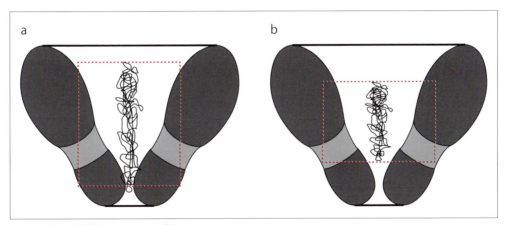

図2 機能的支持基底面のイメージ図
足底と実線でなす面積が支持基底面である．前後に足圧を能動的に動かしてもらった際の重心の軌跡を曲線で表している．aの方がbよりも前後に移動できているのがわかる．点線で表した範囲が機能的支持基底面となり，支持基底面積は変わらないが，aの方が機能的支持基底面積は広いことがわかる．

B 膝関節

　膝関節は下肢の中で股関節と足関節・足部の間に挟まれている下肢内における中間関節である．その場所の特性上，股関節（もしくはそれよりも上位にある身体各部位）からの下行性の影響と足関節・足部からの上行性の影響，双方の影響を受けることとなる（図3）．
　しかし，knee-spine syndrome（脊椎・膝関節相互のアライメント不良に起因する疾患の

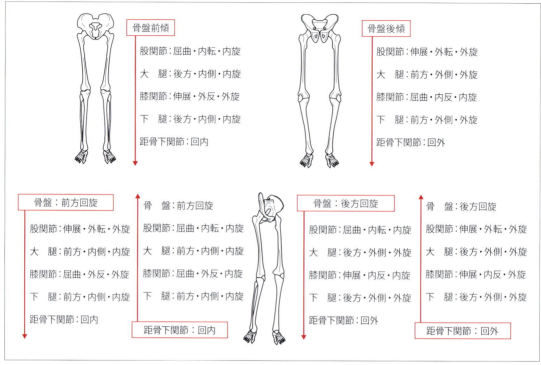

図3　下肢における運動連鎖
（文献3より引用）

概念）からもわかるように，膝関節伸展制限が腰椎前弯減少姿勢を生じさせている症例も多い．そのような症例では，膝関節伸展制限という膝関節機能低下により脊柱アライメントが変化し，それに伴い胸郭・肩甲帯アライメントの変化も生じることで，肩関節機能に影響を及ぼすことが想定される．

つまり，膝関節は中間関節という特性上，上位からの影響と下位からの影響，双方を受け易い反面，逆に膝関節が上位や下位にも影響を及ぼすことができる．先に述べたknee-spine syndromeを呈した患者が人工膝関節全置換術（TKA：Total Knee Arthroplasty）を受け，膝の伸展制限が改善されると腰椎前弯が増強され，それにより一時的に腰痛等の症状を呈することがある．また，変形性膝関節症を呈している患者は，同時に変形性足関節症を有していることが多いことからも，膝関節が誘因となって上位および下位の各身体部位へ影響を及ぼしていることが裏付けられる（図4）．

C　股関節

股関節は寛骨臼が大腿骨頭を深く被覆しているために結合度合いが強く，最も脱臼しにくい安定した関節である．股関節は骨盤付近にある身体重心の近くに存在し，大きな可動性を有する．体重の支持や可動が基本的機能といわれ，役割が不十分であると隣接する骨盤から脊椎にかけてのアライメント異常を引き起こし易い．膝関節で述べたように，股関節にもhip-spine syndrome（脊椎・骨盤・股関節相互のアライメント不良に起因する疾患の概念）

7 下肢の機能に着目した肩の理学療法 **117**

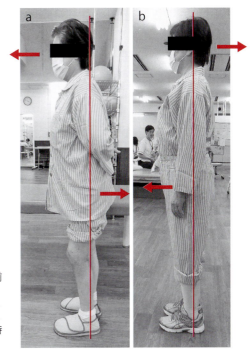

図4 TKA術後患者の姿勢変化
a 左膝関節伸展制限に伴い，骨盤後方偏位，頭部前方偏位が観察される．
b aの1ヵ月後．膝関節伸展制限は改善され，骨盤，頭部位置は矢状面上で正中化されてきた．しかし，その影響で腰部への伸展ストレスが強まり，一時的な腰痛が出現していた．

表1 hip-spine syndromeの分類

simple	股関節，脊椎の両方に変形性変化を認めるが，病態の主因はいずれか一方のもの
secondary	股関節，脊椎の病態が互いに影響しあっているもの
complex	股関節，脊椎の両方に変形性変化を認め，その両方が病態に関与するもの

（文献4より引用）

（表1）があることからも，この現象は理解され易いだろう．
　股関節は下肢の中では上位に位置するが，身体全体でみれば膝関節や足関節・足部と骨盤に挟まれている中間関節であり，膝関節同様に上行性，下行性双方の影響を受ける一方，股関節の機能が上位や下位に波及することがhip-spine syndromeの定義からも理解できる．
　また股関節は，重心偏位の際には安定化機能として働き，一方で移動に必要な可動性も求められる．このことは，開脚姿勢や移動を伴うスポーツ動作等での肩関節運動の際には特に影響がより大きくなる．

D 力学的観点と運動連鎖の観点

1 力学的観点

　立位姿勢を保持する場合には，身体重心から垂直に下ろした重心線が支持基底面内に存在しなければ，姿勢を保持することが困難となる．さらにいえば，身体の何らかの運動が生じる場合は，先に述べた機能的支持基底面内に重心線が投下されていることが，目的の身体運動を安定して達成するためには必要となる（図2）．
　上肢が動く場合は，肩関節より遠位の重心が移動することで，身体重心はその動いた方向

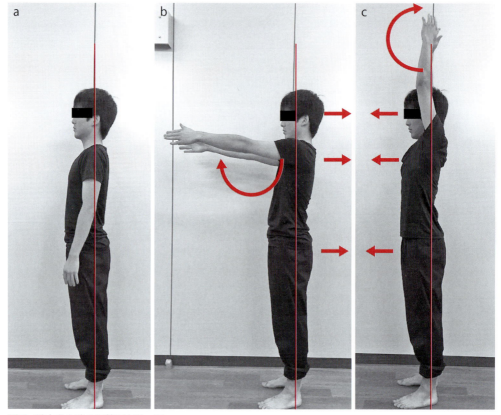

図5 前方挙上時の姿勢反応の一例
a 静止立位
b 前方挙上中期
上肢が前方へ移動したため，バランスをとるために骨盤より上位，特に上位胸郭や頭部を後方へ偏位させる．
c 前方挙上終期
bの時期よりは上肢が後方へ移動するので，バランスをとるためにbで後方へ偏位した部位が，前方へ戻るように偏位する．

に引っ張られる．その移動を少なく抑えるため重心を反対方向へ残す姿勢反応，カウンター動作を自然に用いている（図5b）．そのカウンター動作が適切でないために，不良な運動連鎖を導くことがある．上肢の前方挙上で考えてみると，挙上初期には上半身重心が前方へ移動しようとするため，身体の一部分（図5bの場合は骨盤より上位）はわずかに後方移動することでバランスを保つ．挙上中期～終期には，身体の一部分（図5cの場合は骨盤より上位）がわずかに前方移動することで釣り合いを保つ．

2 運動連鎖

ある関節でのアライメント異常や運動が，隣接するセグメントを介して他部位へと運動がつながる運動連鎖は広く知られており，下肢からは骨盤帯，胸郭を介して上肢へと上行性に運動がつながっていく．膝関節の項で示した図で考えると，足部が回内・背屈すれば，下腿は前方内側に傾斜し，膝屈曲・外反，股関節内旋，そして骨盤は前傾，脊柱伸展し易くなる．逆に足部が回外・底屈すれば，下腿は後外側に傾斜し，膝伸展・内反，股関節外旋，そして骨盤は後傾，脊柱は屈曲し易くなる（図3）．

2 評　価

A 足部・足関節機能

1 可動性評価

　足部・足関節可動性では，まず距腿関節背屈可動域を確認する．距腿関節の構造は，腓骨の外果関節面と脛骨の内果関節面，および下関節面で構成されるankle mortiseと，それに対応する距骨滑車により構成される．前額面上では外果が内果より遠位に位置し，背屈に伴い外果（腓骨）が押し挙がり拡がることで距骨が後方へ移動するが，遠位脛腓関節での外果の動きが制限されるだけでも背屈可動域が制限される．また，踵骨が後方傾斜し踵骨隆起が足底方向に移動しなければ，距骨が後方へ移動できないため，踵骨隆起周囲軟部組織の伸張性低下による制限が起きても背屈可動域が制限される．

　次に，距骨下関節の回内外運動を確認する．距骨下関節は距骨と踵骨で構成される関節で，回外方向に約20°で全体の2/3，回内方向に約10°で全体の1/3に動きが起きる．距腿関節より遠位の足部，特に距骨下関節は，背屈に伴い回内・外転，底屈に伴い回外・内転という複合運動を起こすため，上述した2つ（遠位脛腓関節での外果の動きと踵骨隆起周囲軟部組織の伸張性低下）が制限されると距骨下関節の回内外運動も制限されることになる．

　距腿関節軸は水平面上，膝関節軸に比べて20〜30°外側に向いているため，つま先は膝関節に対して外側に向く．その大きさは，下腿の生理的捻転があるため個人差がある．さらに，距腿関節の背屈が生じると，前述した距骨下関節の複合運動だけでなく，横足根関節斜軸での背屈・外転および第1列の底屈・回内などの複合運動も伴うことで，つま先はさらに外側に向き易くなる．臨床上，背屈運動の際に底背屈中間位となる以前からつま先の外向きが強い，背屈運動に伴って足部回内・外転運動が少ないなど，足部・足関節運動の異常運動例をしばしば観察する．このようなケースの立位では，下腿は地面に対して良肢位をとることができず，重心コントロールのため補償的な連鎖運動を起こしてしまう．例えば，背屈可動域制限がある症例では，足部回内の動きを強める，もしくは膝屈曲での補償姿勢というのが臨床的によくみられる．

　そのため，足部・足関節運動と力学的に安定し，空間的に下腿良肢位がとれているか否かが重要なポイントであり，そのためには距腿関節背屈可動域を確認し，それに伴う距骨下関節回内外運動をチェックする必要がある（図6）．

　本項では，距腿関節および距骨下関節のような後足部といわれている部分のみの可動性評価を示している．この部分の評価だけであれば問題はないが，足部・足関節運動が力学的に不安定であり，空間的に下腿良肢位が保持できていない場合は，中足部や前足部といった，さらに遠位の可動性評価も追加するか，次に述べる剛性評価を併せて考える必要があるだろう．

2 筋力評価

　筋力評価は，基本的には通常の徒手筋力テスト（MMT）に則って行う．簡便に済ませる場合，足底屈のMMT動作を行ってもらい，左右差を含めて踵骨挙上範囲，足趾底先端への荷重範囲，底屈に伴う踵骨の回外域を確認することで，いくつかの情報を得ることができる．

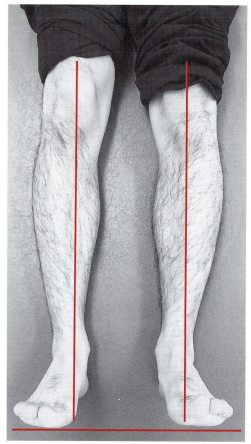
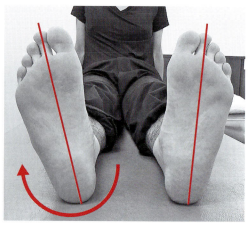

図6 足関節自動背屈運動
右足関節背屈にROM制限があり，距骨下関節回内での代償を認める．その結果，足位はtoe-out傾向となる．
ROM：range of motion

わかりにくい場合は両足同時でも良い（図7）．

3 アーチ機能と剛性評価

　可動性や筋力は有しているが力学的に安定しない，つまりアーチ構造低下，過剰な可動性など，足部に機能的な剛性があるか否かについての評価も，可動性評価と同様に重要である．

　足部には3つのアーチ構造，すなわち内側縦アーチ，外側縦アーチ，横アーチが存在する．内側縦アーチは，踵骨・距骨・舟状骨・内側楔状骨・第1中足骨からなり，機能的には3つに分類される．外側縦アーチは踵骨・立方骨・第5中足骨からなり，機能的には2つに分類される[5]（図8）．

　横アーチは，内外側縦アーチの間に存在する．内外側縦アーチ間は，近位から遠位までいくつもの横アーチがあると考えられるが，機能的には4つに分類される（図9）．

　アーチ構造は地面の凹凸，傾斜に足底部を適合させ立位を保持すると同時に，衝撃を吸収し運動エネルギーを伝搬し，身体の移動に際してその推進力を提供している．一見，非荷重時にアーチ構造が保持されているようでも，荷重時にその構造が破綻している症例も少なくないため，足部アーチ評価は非荷重時と荷重時双方で比較することが望ましい．ただし，外側縦アーチや横アーチについては定量的な荷重時評価は難しいため，後述する荷重下での観察時項目に加えると良い．

　内側縦アーチについては，navicular drop testの要領で非荷重時と荷重時双方での舟状骨

7 下肢の機能に着目した肩の理学療法 **121**

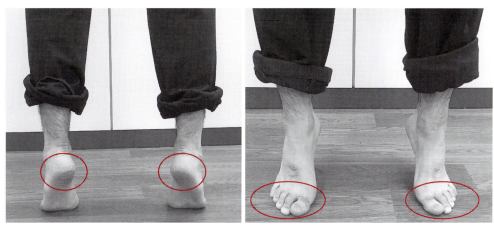

図7　足関節底屈運動評価時のチェックポイント
踵骨挙上範囲，足趾底先端への荷重範囲，底屈に伴う踵骨の回外域をチェックする．
本図の場合，右踵骨挙上範囲低下，右踵骨回外不足，右MP関節伸展-PIP屈曲-DIP伸展，となる．
MP：metacarpophalangeal，PIP：proximal interphalangeal，DIP：distal interphalangeal

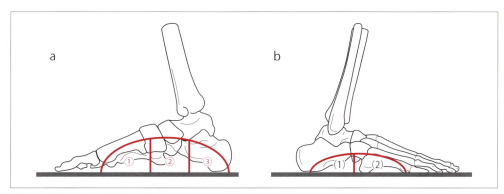

図8　足部縦アーチの機能的分類
a　内側縦アーチ
①中足骨部，②舟状骨部，③踵骨載距突起部
b　外側縦アーチ
(1)踵骨・立方骨部，(2)中足骨部

高を評価することにより，内側縦アーチが機能しているか否かが評価できる（図10）．
　この評価では舟状骨の高さを評価しているが，実際の症例では，舟状骨以外の要素が原因で内側縦アーチが機能していない症例も多く見受けられる．その場合，内側縦アーチ内のどこに機能低下（剛性低下）が存在しているかを徒手的に確認し，過剰な副運動がどの部位で生じているかを評価する．その方法を図11に示す．
　過剰な副運動が確認できた場合，その箇所に持続的に徒手圧迫を加えたり，2～3 mmのパッドを足底や靴内に挿入し，姿勢や肩関節運動が変化するかを確認することで，実際にその部位が姿勢や肩関節運動に影響を与えているか否かの根拠を得ることができる．反対に，過剰な副運動が観察されたものの，その場所への徒手圧迫やパッドといったアプローチで姿勢や肩関節運動の変化が認められなければ，その過剰運動自体は肩関節運動に悪影響を及ぼしていない可能性が高い．

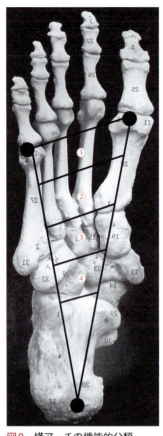

図9 横アーチの機能的分類
①中足骨レベル前方部分
②中足骨レベル後方部分
③楔状骨レベル
④後足部レベル（舟状骨と立方骨部分）

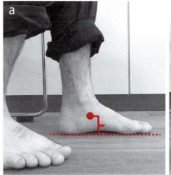

図10 内側縦アーチの機能評価
a 非荷重位（端坐位）での舟状骨－床面距離
b 荷重位（片脚立位）での舟状骨－床面距離
端坐位時（a）よりも片脚立位時（b）の舟状骨－床面距離を評価する．左右差を比較する．

4 荷重時観察

浮き趾や足趾の変形を確認した後に立位姿勢を観察すると，足圧中心がどの辺りにあるかを推測することができる．また，前述した外側縦アーチや横アーチの落ち具合も視覚的に評価する．

B 膝関節機能

膝関節に対しては一般的に行われるMMTを行う．また，関節可動域検査（ROM-T）については一般的な方法でも構わないが，伸展制限については，5°単位の角度計goniometerによる計測では見落としてしまう可能性がある．見落としてしまうくらいの数度の差であっても，実際はその差が与える影響は大きい．そのため，筆者は伸展制限の左右差が軽微な場合は，heel height difference（HHD）を用いて評価している（図12）．

また，膝関節機能評価においてはscrew-home movement（SHM）の評価も重要である（図13）．SHMは膝関節屈伸運動と機械的に連動して生じる膝関節回旋運動であり，能動的に行

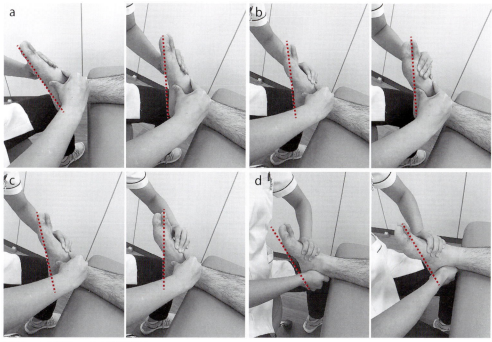

図11 内側縦アーチの機能評価
仮想の地面（点線）よりもどの程度底側への可動性があるかを評価する．
a 内側縦アーチ中足骨部の評価：内側楔状骨を固定し，第1中足骨を底側へ動かす．
b 内側縦アーチ舟状骨部（楔状骨）の評価：舟状骨を固定し，内側楔状骨を底側へ動かす．
c 内側縦アーチ舟状骨部（舟状骨）の評価：距骨を固定し，舟状骨を底側へ動かす．
d 内側縦アーチ踵骨載距突起部の評価：踵骨を固定し，中足部全体を底側へ動かす

える運動ではない．SHMは少なくとも3つの力学的因子で生じるといわれている．その3つとはすなわち，大腿骨内側顆の形状，前十字靱帯の緊張，大腿四頭筋の外側への牽引である．能動的に行える運動ではないことから，SHMの破綻は何らかの膝関節機能低下を生じさせている可能性が高い．ただ，その回旋量には個人差があるため，症例間で評価するのではなく，症例内で反対側と比較することが重要である．

C 股関節機能

股関節に対しては一般的に行われるROM-T，MMTを行う．

ROM-Tでは単に角度の測定だけではなく，運動パターンを評価する．特に，背臥位になった際に股関節屈曲運動を評価するだけでも，多くの情報を得ることができる．股関節屈曲を他動的に行い，その際に屈曲運動以外の運動が入らないかを観察することが重要である．特に，屈曲に伴い回旋（多くは外旋）を伴う場合（図14a），股関節の求心性が保持できていない可能性がある．また，坐位での肩関節運動では，骨盤前傾のために股関節屈曲可動域が必要になってくる．そのため，股関節屈曲に伴い外旋運動を伴う場合には，坐位での骨盤前傾が難しいことが示唆される．

また，背臥位の際に大転子位置の触診も併せて行っておくと良い（図14b）．左右の大転子の位置を触診し，どちらが頭側，どちらが尾側に触診できるかを確認する．しかし，これだ

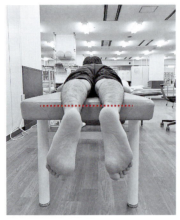 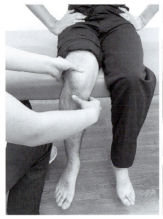 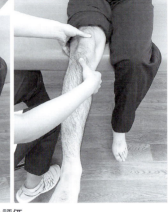

図12 膝関節伸展制限評価（heel height difference）

図13 screw-home movement評価
膝関節屈伸運動時の脛骨粗面を触診して確認する．

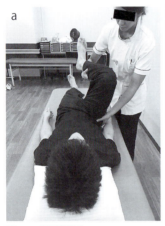 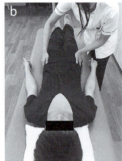 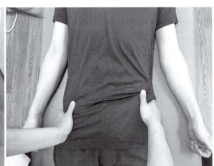

図14 股関節評価
a 屈曲に伴う外旋，b 大転子位置の評価

けだとどちらが正常から逸脱しているかの評価とはならないので，前述の股関節屈曲運動パターンの評価と併せて考える．例えば，大転子位置が頭側にある側の股関節屈曲に外旋が伴う場合，こちら側の股関節（大腿骨頭）が頭側偏位していると評価し，反対に大転子位置が尾側にある側の股関節屈曲に外旋が伴う場合は，股関節が尾側偏位していると評価し，それぞれに見合ったアプローチを行う．

　MMTにおいては，坐位での股関節自動屈曲運動で主に自動可動域と屈筋出力を確認する．筋出力が低く，骨盤を後方回旋しながら屈曲運動を行う補償動作が時折，観察される．これは，立位時に股関節の内旋接地につながり易い動きである．背臥位で自動straight leg raising（SLR）した際にも，挙上する直前に挙上側の骨盤後方回旋がしばしば観察されるが，これも同様である．

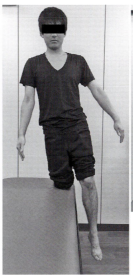
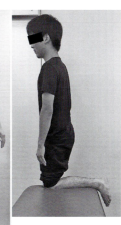

図15 膝立ちバランス
下肢不安定性が股関節由来か足関節・足部由来かを鑑別する．
足部をベッド端から出した膝立ちをすることで安定する場合は，足関節・足部由来，不安定な場合は，股関節（稀に膝関節）由来の下肢不安定性と評価する．

D 荷重機能評価

　下肢への荷重負荷を高めると，股関節の姿勢制御がよりわかり易い場合がある．片脚保持では，下肢の挙げ方や支持側の股関節屈曲や内外旋角度などにより様々な評価が行える．その目的に応じて観察するポイントは様々なので，ここでは下肢挙上側を屈曲にて前方挙上する立ち方について説明する．

　観察は，支持側安定性と下肢挙上側の挙動に焦点を当てる．支持側のTrendelenburg肢位，下肢挙上側の過剰な骨盤挙上がしばしば観察される．肩関節疾患症例でこの評価を行う際には，片脚保持を行うことで肩甲骨アライメントがどのように変化するか，上肢でどのようにバランスをとっているかを確認していくことが重要である．

E 下肢内でどの部分の重要度が高いか

　下肢が原因と思われる強い不安定性が観察される場合は，膝立ちバランスを評価に加えることで，足部由来か股関節由来なのかを判断することができる（図15）．
　すなわち，膝立ちバランスが安定している場合は股関節安定性が確保されていることが多いので，下肢不安定性は足部由来と判断し，足部評価を優先的に施行する．反対に，膝立ちバランスが不安定な場合は股関節由来の下肢不安定性（稀に膝関節由来もある）と判断し，股関節評価を優先的に施行する．その際，股関節で問題点がみつからない場合は，膝関節由来を想定した評価を施行する．

3 治療方針の決定

　肩関節疾患の患者は痛みや肩関節可動域に関して自覚しているが，アライメントや運動連

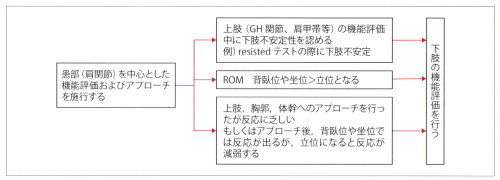

図16　肩関節疾患症例にて下肢からのアプローチを行う流れ

鎖，ましてや下肢からの影響を認識している患者はほとんどいない．臨床では患部に近い部位の評価に時間を費やすことが必然的に多くなるが，必要があれば下肢機能の評価も的確に，しかしなるべく簡便に行えるようにしたい．どんな症例も下肢からの影響は必ず受けているが，それが目の前の症例の重大な問題点となっているかどうかは別問題である．

下肢から肩関節へアプローチする際の流れを，図16のフローチャートに示す．

まずは患部の評価を優先することが重要である，と筆者は考えている．それを施行した際に下肢不安定性が疑われる場合は，下肢機能評価へと移行する．例えば，resistedテスト等を施行している際に下肢の不安定性を認めた時などである．また，自動運動時のROMが姿勢によって大きく異なる場合，特に，坐位よりも立位時に大きく自動運動ROMが減少する場合は下肢機能低下を疑い，下肢機能評価へと移行する．さらに，初期評価で肩甲上腕（GH）関節，肩甲胸郭関節等における問題点を抽出した後にアプローチしたが反応に乏しい場合，もしくはアプローチ後，坐位では反応を得ることができるが，立位では反応がない場合なども，下肢機能評価へ移行する．

おわりに

身体のどの部位でも，運動器に問題を生じている症例は，少なからず下肢からの影響を受けている．その影響がマイナスに働く場合，患部の関節機能が改善したとしても，それが運動となって表出してこないことが大いに考えられる．その際に，的確に下肢機能評価，アプローチを施行できる能力が必要である．本項では下肢機能評価，アプローチ方法の一例を示したに過ぎないので，各々でさらに評価・アプローチ方法を発展させてほしい．

文献

1) 樋口貴広ほか：姿勢と歩行　協調からひも解く，三輪書店，東京，61，2015
2) King MB, et al：Functional base of support decreases with age. J Gerontol 49：M258-263, 1994
3) 建内宏重：股関節と下肢運動連鎖．臨スポーツ医30：206，2013
4) 森本忠嗣ほか：Hip-Spine Syndrome―人工股関節置換術施行例における腰痛の検討―．整外と災外 52：357，2003
5) 山口光國ほか：結果の出せる整形外科理学療法，メジカルビュー社，東京，186-188，2009

Clinical Case　肩の理学療法への応用（図17）

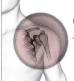

- 20代男性
- 障害名　左肩関節可動域制限

姿勢による肩関節可動域変化　背臥位時の方が立位時より大きい．

下肢機能評価

①足関節・足部
- 右足関節背屈制限，距骨下関節回内での代償
- 内側縦アーチ踵骨載距突起部での過剰可動性
- 中足骨頭部横アーチ低下

②膝関節
- HHD 1 横指（右膝関節伸展制限）

③股関節
- 右股関節屈曲90°以上で外旋運動が生じる
- 背臥位大転子位置：右が左よりも頭側
- 股関節外転筋 MMT：右4，左4（右＜左）

④荷重機能評価
- 片脚保持：右片脚時 Trendelenburg 徴候
- 膝立ちバランス：自覚的には右不安定．動的アライメントは著明な左右差なし．

下肢機能問題点　右支持性低下．特に足部由来の可能性．

統合と解説　右足部由来の右下肢支持性低下により，Trendelenburg 徴候を呈し易い．それにより，図17eの写真にあるように左体側が短縮し，左肩甲骨が相対的に右肩甲骨よりも内転・下方回旋を呈し易い．以上より，肩関節運動に必要な，体側（胸部）の伸張，肩甲骨外転・上方回旋が生じにくく，関節可動域制限が生じている．

下肢へのアプローチ　内側縦アーチ踵骨載距突起部および中足骨頭部横アーチへのパッド挿入．

結果　肩甲上腕関節の可動性はほぼ変化しないが，体側（胸部）が伸張できているため，手の位置はより後方まで到達できている．

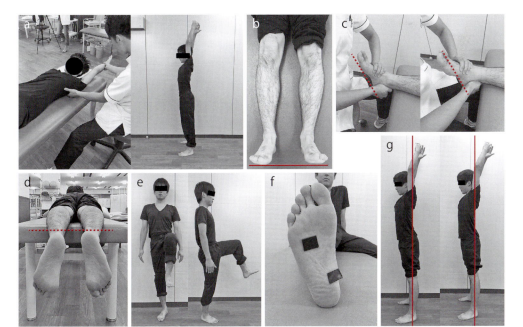

図17　下肢機能評価
　　a　姿勢による可動域変化，b　距骨下関節回内代償，c　内側縦アーチ踵骨載距突起部での過剰可動性，
　　d　膝関節伸展制限，e　片脚保持：Trendelenburg 徴候，f　足部へのアプローチ，
　　g　アプローチ前後での可動域変化

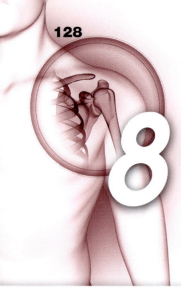

8 姿勢調整に着目した肩の理学療法

千葉慎一

はじめに

　肩関節の運動が姿勢からの影響を強く受けることは広く知られており，実際に不良姿勢が原因で引き起こされる肩関節障害は多い．特に高齢者は加齢による姿勢の変化に伴い，肩関節機能が低下することが知られている．Endoら[1]は加齢に伴う姿勢変化により，肩甲骨の後方傾斜角，上方回旋角が減少すると報告しており，静的な姿勢の変化が肩関節機能に影響を及ぼしていることを示している．

　また，上田らは上肢挙上時の体幹アライメントについて若年者と高齢者で比較しており，高齢者は若年者より胸椎の可動性が低下しており，さらに上肢挙上角度も少なかったと報告している[2]．甲斐らは上肢挙上運動時の脊柱弯曲角を調べることにより，上肢挙上運動と姿勢について検討している．甲斐らの報告によると，健常成人の場合，上肢挙上運動に伴い腰椎前弯角は直線的に増加するが，150°挙上位より腰椎前弯角の増加に加えて胸椎後弯角が減少するとされている[3]．つまり，上肢挙上運動に伴い腰椎が伸展し，次いで胸椎が伸展するということである．また，高齢者に対しても同様の検討を行っており，高齢者の場合，胸椎後弯角は健常成人と同様に150°挙上位より有意に減少したが，高齢者は健常成人より腰椎の貢献度が高かったとしており，この結果は加齢に伴う姿勢変化に対する代償的な運動方略であると考察している[4]．つまり，胸椎の可動性が低下した分を，腰椎が伸展することにより代償しているということである．

　前述したように，肩関節運動は姿勢からの影響を受ける．しかし，その姿勢は肩関節運動とともに変化していく．つまり，肩関節運動には運動に伴う姿勢調整が必要不可欠な要素である．本項では，肩関節運動に必要な姿勢の調整について述べる．

1　肩関節の運動に必要な姿勢調整

　肩関節運動時に行われる姿勢調整は，下肢から体幹，上肢に至るまで全身の機能を用いて行われる．しかし，各関節がどのようなつながりを持って姿勢調整を行っているかを理解するのは難しい．このような時は，肩関節運動時の肩甲骨の動きと，肩甲胸郭関節の土台である胸郭の動きの関係を起点として，それにつながる隣接関節の動きを，順を追って考えるこ

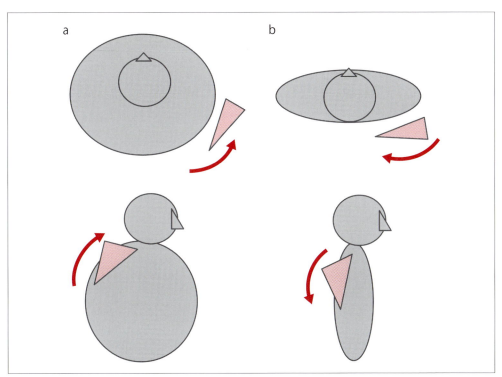

図1 胸郭後面の形状と肩甲骨の運動方向
a 胸郭後面が丸みを帯びた形状になると，肩甲骨は外転，挙上，前傾し易くなる．
b 胸郭後面が平らな形状になると，肩甲骨は内転，下制，後傾し易くなる．

とで理解し易くなる．

A 胸郭による姿勢の調整

　総論で述べたように，肩甲骨の運動面は胸郭後面であり，胸郭の形状が変化することで肩甲骨の運動方向は変化する．胸郭後面の形状が丸みを帯びた形状になると，肩甲骨は水平面で外転(内旋)，前額面で挙上，矢状面で前傾し易くなる．一方，胸郭後面が平らになると，肩甲骨は水平面で内転(外旋)，前額面で下制，矢状面で後傾し易くなる(図1)．

　胸郭は肩関節運動において肩甲骨の運動方向を誘導するようにその形状を変える．したがって，屈曲動作の場合，屈曲前期から中期にかけて肩甲骨は外転(内旋)するため，胸郭後面は丸みを帯びた状態になる．屈曲後期では肩甲骨は内転(外旋)，下制するため，胸郭後面は平らな状態になる(図2)．一方，外転動作の場合，外転初期から肩甲骨は内転(外旋)するため，胸郭後面を平らな状態にする．外転後期には肩甲骨は内転，下制するため，胸郭後面を外転前期の状態よりさらに平らな状態(反った状態)にする(図3)．

　両側上肢を挙上する場合は，前述したような変化となる．しかし，一側上肢を挙上する場合，胸郭の形状変化は両側上肢挙上の場合と異なる．一側上肢を挙上する場合は，肩甲骨を挙上，上方回旋させるために，挙上側の胸郭側面が拡張される(図4)．

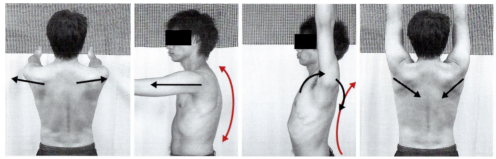

図2 屈曲時の肩甲骨の運動方向と胸郭後面の形状変化
屈曲前期から中期にかけて肩甲骨は外転するため，胸郭後面は丸みを帯びた状態になる．屈曲後期では肩甲骨は内転，下制するため，胸郭後面は平らな状態になる．

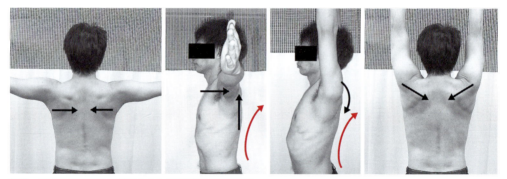

図3 外転時の肩甲骨の運動方向と胸郭後面の形状変化
外転初期から肩甲骨は内転するため，胸郭後面を平らな状態にする．外転後期には肩甲骨は内転，下制するため，胸郭後面を外転前期の状態よりさらに平らな状態（反った状態）にする．

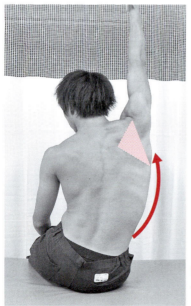

図4 一側上肢挙上時の肩甲骨の運動方向と胸郭側面の形状変化
一側上肢を挙上する場合は，肩甲骨を挙上，上方回旋させるために挙上側の胸郭側面が拡張される．

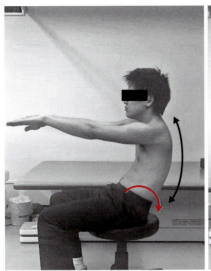
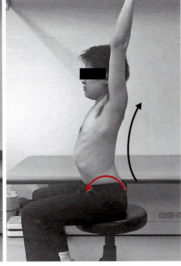

図5 屈曲時の骨盤の運動と脊柱の運動
屈曲動作の場合，動作前半では骨盤は後傾した状態から運動が始まり，屈曲動作の進行とともに前傾し，屈曲最終域では前傾位となる．

B 脊椎による姿勢の調整

　肩関節の運動に伴い，前述したように胸郭の形状を変化させるためには，脊椎の運動が伴わなければならない．胸郭後面を丸みを帯びた形状にするためには，脊柱全体は屈曲（胸椎後弯は増加し，腰椎前弯が減少）する必要がある．胸郭後面を平らな状態にするためには，脊柱全体が伸展（胸椎後弯は減少し，腰椎前弯は増加）する必要がある．したがって，屈曲動作の場合，動作前半では脊椎は一度，屈曲した後に徐々に伸展してゆき，最終的には伸展位になる．つまり，屈曲動作では姿勢は円背姿勢から背筋を伸ばした状態に変化する．外転動作の場合，動作前半から脊椎は伸展し，動作後半はさらに伸展する必要がある．つまり，外転動作の中で，姿勢は背筋を伸ばした状態から，外転後期にさらに背筋を伸ばした状態に変化する．
　一側上肢を挙上する場合は，挙上側の胸郭側面を拡張させるため，脊柱は挙上側とは反対方向へ側屈する．

C 骨盤による姿勢の調整

　前述してきたような脊椎および胸郭の運動を行うためには，前額面上や矢状面上で骨盤の肢位を変化させる必要がある．Hammerbergら[5]は胸椎後弯の減少と腰椎前弯，骨盤前傾の増加は連動していると報告している．つまり，脊柱が伸展し，胸郭後面を平らな状態にするためには，骨盤を前傾させなければならないということである．また，脊柱が屈曲し，胸郭後面を丸みを帯びた状態にするためには，骨盤を後傾させなければならないということである．したがって，屈曲動作の場合，動作前半では骨盤は後傾した状態から運動が始まり，屈曲動作の進行とともに前傾し，屈曲最終域では前傾位となる（図5）．外転動作の場合，骨盤

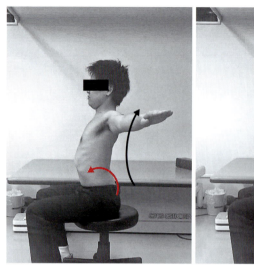
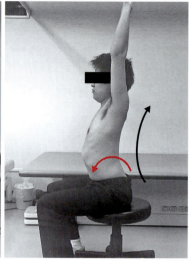

図6 外転時の骨盤の運動と脊柱の運動
骨盤は運動初期から中間位もしくは前傾位であり,運動の進行とともにさらに前傾する.

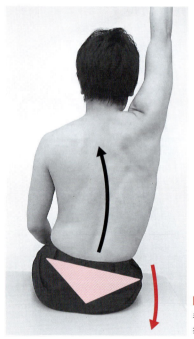

図7 一側上肢挙上時の骨盤の運動と脊柱の運動
脊柱が挙上側とは反対側に側屈しなければならないため,骨盤は挙上側が下方へ傾斜しなければならない.

は運動初期から中間位もしくは前傾位であり,運動の進行とともにさらに前傾する(図6).
　一側上肢を挙上する際は,脊柱が挙上側とは反対側に側屈し,挙上側の胸郭側面を拡張させなければならないため,骨盤は挙上側が下方へ傾斜しなければならない(図7).

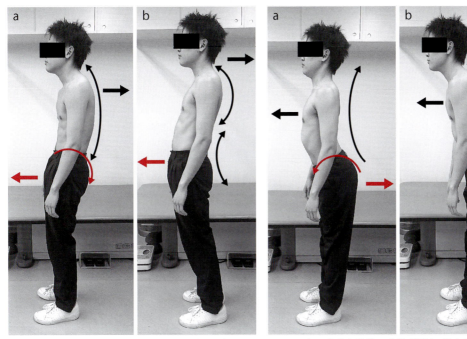

図8 骨盤の移動と姿勢の変化（後傾・前方移動）
a 骨盤を後傾させると，骨盤は同時に前方にも移動する．骨盤が前方へ移動すると上半身は後方へ移動し，脊柱は屈曲する．
b 骨盤の後傾に対して前方への移動が多い場合，上半身の後方への移動が多くなり，腰椎は伸展するが（前弯が増す），胸椎は屈曲する（後弯が増す）．

図9 骨盤の移動と姿勢の変化（前傾・後方移動）
a 骨盤を前傾させると，骨盤は同時に後方へ移動する．骨盤が後方へ移動すると，上半身は前方に移動する．この時，脊柱は伸展する．
b 骨盤の前傾に対して骨盤の後方への移動が多い場合，上半身の前方への移動が多くなり，脊柱は伸展位となるが，脊柱全体が前傾する．

D 立位での姿勢調整

　前述してきたように，肩甲骨，胸郭，脊柱，骨盤の運動はすべて連動している．立位で肩甲骨が運動し易いように胸郭，脊柱の形状を変化させるためには，立位の状態で骨盤の動きをコントロールしなければならない．

1 骨盤移動と姿勢の変化[6]

　立位で骨盤を後傾させると，骨盤は同時に前方にも移動する．骨盤が前方に移動すると，その反作用として上半身は後方へ移動し，脊柱は屈曲する．この時，骨盤の後傾に対して前方への移動が多い場合，上半身の後方への移動が多くなり，その結果，腰椎は伸展するが（前弯が増す），胸椎は屈曲する（後弯が増す）（図8）．一方，骨盤の後傾が前方への移動より多い場合，胸椎，腰椎ともに屈曲位となる．

　立位で骨盤を前傾させると，骨盤は同時に後方へ移動する．骨盤が後方へ移動すると，その反作用として上半身は前方に移動する．この時，脊柱は伸展する．骨盤の前傾に対して骨盤の後方への移動が多い場合，上半身の前方への移動が多くなり，脊柱は伸展位となるが，脊柱全体が前傾する．骨盤の前傾が後方移動に対して多い場合，胸椎，腰椎ともにより伸展位となる（図9）．

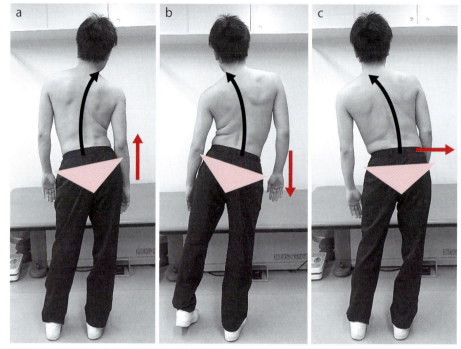

図10 骨盤の移動と姿勢の変化（前額面）
a 骨盤が右挙上した場合，脊柱は右へ側屈する．
b 骨盤が右下制すると，脊柱は左へ側屈する．
c 骨盤が右へ側方移動すると，脊柱は左へ側屈する．

　前額面上，骨盤を傾斜させると，上半身は反対側に傾斜する．例えば，骨盤が右挙上した場合，脊柱は右へ側屈する．骨盤が右下制すると脊柱は左へ側屈する．また，骨盤が右へ側方移動すると，脊柱は左へ側屈する．骨盤が左へ側方移動すると，脊柱は右へ側屈する（図10）．

2 立位での上肢挙上動作と姿勢の変化

　前述したような骨盤移動と姿勢変化の特徴を上肢挙上動作に合わせることで，肩関節の運動に必要な姿勢調整のイメージを捉えることができる．屈曲動作の場合は，屈曲前半に骨盤を前方に移動させることで上半身は後方へ移動し，腰椎は伸展するが，胸椎は屈曲する．その結果，胸郭後面は丸みを帯びた形状に変化し，肩甲骨が外転方向へ動き易い運動面を形成する．屈曲後半では骨盤を前傾させながら後方へ移動させることで，上半身は前方へ移動，脊柱は伸展する．その結果，胸郭後面は平らな形状に変化し，肩甲骨が内転，下制方向へ動き易い運動面を形成する（図11）．外転の場合は外転初期から骨盤は前傾し，さらに上半身に対して後方に移動し，脊柱を伸展させる．その結果，胸郭後面は平らな形状に変化し，肩甲骨が内転方向へ動き易い運動面を形成する．外転後半では骨盤をさらに前傾させることで脊柱を伸展させる．その結果，胸郭後面の形状は平らな状態から反った状態に形状を変化させ，肩甲骨が内転，下制し易い運動面を形成する（図12）．

　一側上肢を挙上させる場合は，挙上動作とともに骨盤を挙上側へ側方移動させながら骨盤の挙上側を下制させることで，脊柱は反対側へ側屈する．その結果，挙上側の胸郭側面が拡

8 姿勢調整に着目した肩の理学療法 **135**

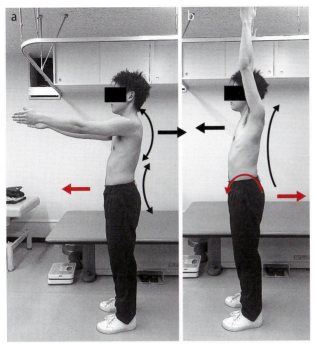
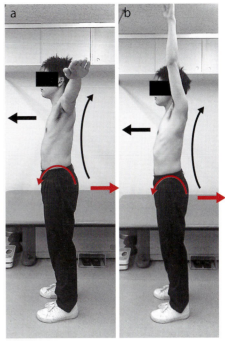

図11 屈曲運動時の骨盤移動と姿勢変化
a 屈曲前半に骨盤を前方に移動させることで，上半身は後方へ移動する．この時，腰椎は伸展するが，胸椎は屈曲する．
b 屈曲後半では骨盤を前傾させながら後方へ移動させることで，上半身は前方へ移動し，脊柱は伸展する．

図12 外転運動時の骨盤移動と姿勢変化
a 外転初期から骨盤は前傾し，上半身に対して後方に移動する．この時，脊柱は伸展する．
b 外転後半では骨盤をさらに前傾させることで，脊柱を伸展させる．

張し，肩甲骨が挙上，上方回旋し易い運動面が形成される．骨盤が挙上側に側方移動できない場合や，側方移動した際に挙上側の骨盤が挙上すると，脊柱は挙上側へ側屈してしまうため，胸郭側面を拡張させることが困難となる（図13）．

2 評 価

A 静的姿勢の観察

　前額面および矢状面から立位姿勢を観察することで，大まかではあるが患者の肩関節機能を予測することができる．矢状面では耳垂から下ろした垂線に対する骨盤や股関節，膝関節の位置や脊柱の形状などを確認する．図14のような姿勢は耳垂から下ろした垂線より大転子が前方にあるため，骨盤は上半身に対して前方に移動した状態となる．この時，骨盤には後傾方向への力が加わるため，脊柱，特に胸椎は屈曲する．このような姿勢は胸郭後面が丸みを帯びた形状となっているため，肩甲骨が外転しやすい姿勢，または肩甲骨が内転しにくい姿勢であると解釈できる．一方，図15のような姿勢は耳垂から下ろした垂線より大転子が後方にあるため，骨盤は上半身に対して後方に移動した状態となる．この時，骨盤には前傾方向への力が加わるため，脊柱は伸展する．このような姿勢は胸郭後面が平らな形状と

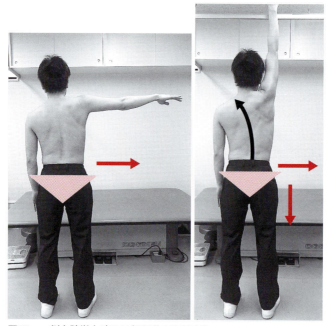

図13　一側上肢挙上時の骨盤運動と姿勢変化
挙上動作とともに骨盤を挙上側へ側方移動させながら，挙上側の骨盤を下制させることで，脊柱は反対側へ側屈する．

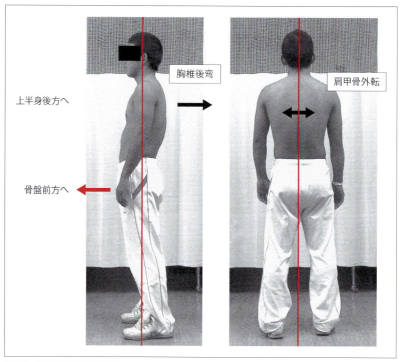

図14　静的姿勢の観察①
このような姿勢は胸郭後面が丸みを帯びた形状となっているため，肩甲骨が外転し易い姿勢，または肩甲骨が内転しにくい姿勢であると解釈できる．

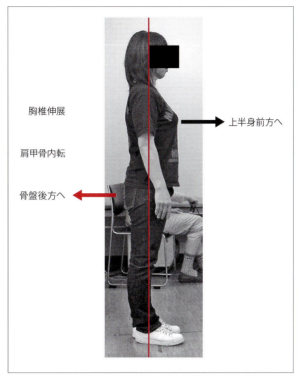

図15　静的姿勢の観察②
このような姿勢は胸郭後面が平らな形状となっているため，肩甲骨が内転，下制し易い姿勢，または肩甲骨が外転しにくい姿勢であると解釈できる．

なっているため，肩甲骨が内転，下制しやすい姿勢，または肩甲骨が外転しにくい姿勢であると解釈できる．矢状面での姿勢評価の際は，膝の肢位にも着目すべきである．立位の状態で膝が屈曲すると，耳垂から下ろした垂線は大転子の後方を通るため，骨盤は後傾し，脊柱は屈曲する．膝が伸展すると，耳垂から下ろした垂線は大転子の前方を通るため，骨盤は前傾し，脊柱は伸展する（図16）．

前額面では，後頭隆起から下ろした垂線に対する骨盤の位置，骨盤の傾斜，脊柱の形状や下腿の傾斜などを観察する．図17のような姿勢は後頭隆起から下ろした垂線に対して殿裂が右に寄っているため，骨盤は右側方に移動している．これに対して，上半身は左へ側方移動しており，その結果，脊柱が左へ側屈して左胸郭側面を拡張することができないため，左肩甲骨を挙上，上方回旋しにくい姿勢であると解釈できる．

B　動的姿勢の評価

静的な状態から骨盤を他動的に誘導し，脊柱の形状を変化させられるかどうかを確認する．例えば，図18aのような姿勢の場合，骨盤を他動的に前傾させた時に，図18bのように脊柱を伸展できるかどうかを確認する．骨盤を他動的に操作した時に脊柱の形状を変化させることができなかった場合，その原因は下肢，もしくは体幹のどちらかにある．その際は図18cのように，端坐位で体幹の動きを確認する．端坐位で体幹の動きが十分に認められる場

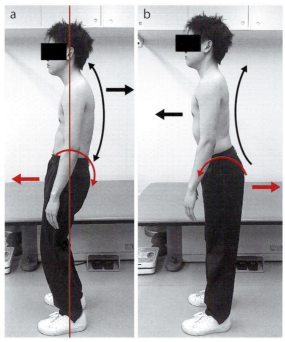 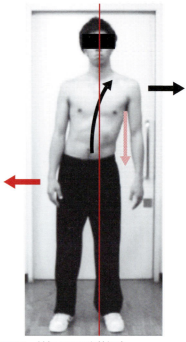

図16 静的姿勢観察③ 膝関節の肢位
a 膝が屈曲すると，耳垂から下ろした垂線は大転子の後方を通るため，骨盤は後傾し，脊柱は屈曲する．
b 膝が伸展すると，耳垂から下ろした垂線は大転子の前方を通るため，骨盤は前傾し，脊柱は伸展する．

図17 前額面での姿勢観察
後頭隆起から下ろした垂線に対して殿裂が右に寄っているため，骨盤は右側方に移動している．これに対して上半身は左へ側方移動しており，その結果，脊柱が左へ側屈して左胸郭側面を拡張することができない．そのためこの姿勢は，左肩甲骨を挙上，上方回旋しにくい姿勢であると解釈できる．

合，問題は下肢にあると判断できる．

C 姿勢を変えることによる上肢機能の評価

　肩関節の機能を評価する際，同じ項目を姿勢を変えて評価することで，機能障害の原因が肩関節にあるのか，姿勢からの影響かを判別することができる．可動域の評価を例にすると，他動可動域を立位，坐位，仰臥位でそれぞれ比較する．肩関節自体に問題がある場合は，どの姿勢でも同様の制限が認められるはずである．しかし，立位では可動域の制限が認められるが，仰臥位では認められないという場合は，可動域制限の原因は肩関節にあるのではなく，立位姿勢に問題があると判断することができる．筋力評価の場合でも同様に評価することが可能である（図19）．

3 治療方針の決定

　まずはじめに，立位で症状が現れる状態を確認する．次に，端坐位，仰臥位で同じ症状の確認を行う．次に，静的な姿勢の評価および動的な姿勢評価を行う．最後に，肩関節機の評

8 姿勢調整に着目した肩の理学療法　**139**

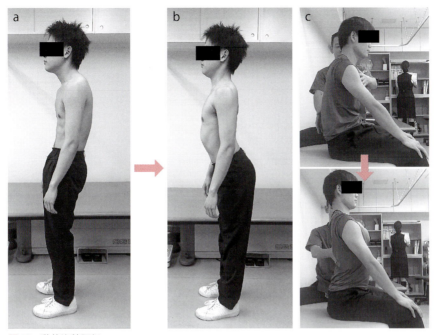

図18　動的姿勢評価
aの状態から骨盤を他動的に前傾させ，bのように脊柱を伸展できるかどうか確認する．
cでは端坐位で体幹の動きを確認する．

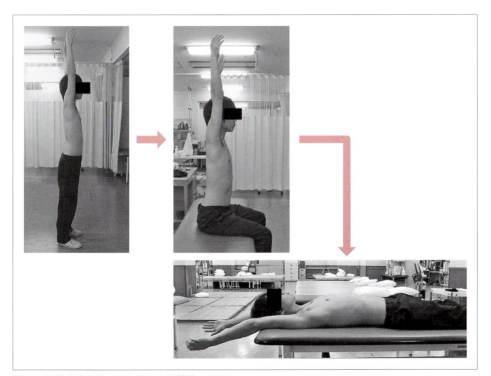

図19　姿勢を変えることによる上肢機能の評価
肩関節自体に問題がある場合は，どの姿勢でも同様の制限が認められるはずである．しかし，立位では可動域の制限が認められるが，仰臥位では認められないという場合は，可動域制限の原因は肩関節にあるのではなく，立位姿勢に問題があると判断することができる．

価を肢位別で行い，その原因が立位姿勢にあるのか，肩関節自体にあるのかを判別する．他動可動域の評価を例にすると，仰臥位で制限がなく立位で制限が認められた場合，可動域制限の原因は姿勢調整にあると予想される．次に，立位と端坐位で可動域を比較し，端坐位で可動域が改善された場合は，膝や足部など下肢機能が問題で姿勢調整が不良になっているという判断となり，立位より端坐位で可動域が制限される場合は，脊柱や股関節（骨盤機能）に姿勢調整不良の原因があると判断することができる．

おわりに

　肩関節の運動は姿勢からの影響を強く受け，不良姿勢が肩関節障害の大きな原因の一つとなっている．しかし，常に背筋を伸ばし良い姿勢を保ち続ければ，肩関節障害を招かないというわけでもない．前述してきたように，姿勢は肩関節の運動とともに常に変化している．したがって，不良姿勢とは肩関節の運動に合わせて適切に変化できない姿勢のことである．以上のことより，肩関節機能の改善を目的に姿勢を考えるならば，姿勢を静的なものと捉えるのではなく，動的なものとして捉える必要があると筆者は考える．

文献

1) Endo K, et al：Influence of age on scapulo-thoracic orientation. Clin Biomech 19：1009-1013, 2004
2) 上田泰之ほか：若年者と高齢者における上肢挙上時の体幹アライメントの違い．体力科学57：485-490, 2008
3) 甲斐義浩ほか：上肢挙上角と脊柱彎曲角との関係—健常成人における検討—．理療科25：19-22，2010
4) 甲斐義浩ほか：上肢挙上角と脊柱彎曲角との関係—高齢者における検討—．総合リハ38：873-876, 2010
5) Hammerberg EM, et al：Sagittal profile of the elderly. J Spinal Disord Tech 16：44-50, 2003
6) 入谷　誠ほか：結果の出せる整形外科理学療法．メジカルビュー社，東京，200-205，2009

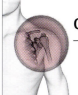

Clinical Case　肩の理学療法への応用（図20）

- 60代男性
- 診断名　左肩腱板断裂

主 訴　安静時痛はない．運動時痛と可動域制限．

機能評価　屈曲可動域は立位で110°であったが，仰臥位になると可動域が拡大した．これにより屈曲可動域制限の原因は立位での姿勢調整にあると判断し，姿勢の評価を行った．矢状面では耳垂から下ろした垂線に対して大転子がやや後方にあり，骨盤の前傾が強く認められた．そのため，脊柱全体が過度に伸展位となっていた．骨盤を後傾方向へ誘導し脊柱を屈曲させようと試みたが，骨盤を操作すると後方へバランスを崩し，立位を保持できなかった．端坐位で骨盤の後傾，脊柱の屈曲を確認したが，腹部が邪魔をして体幹を屈曲させることができなかった．以上より，この患者は腹部の重さを支えるために過度に腰椎を伸展させているため，立位で肩関節運動に有利な姿勢調整ができていないと考察できた．

治療方針　体幹の屈曲可動性の改善と，腹筋強化による体幹屈曲機能の改善を最初の治療目標とした．

結 果　静的姿勢が改善し，動的姿勢調整能力の改善がみられ，屈曲の自動可動域が改善した．

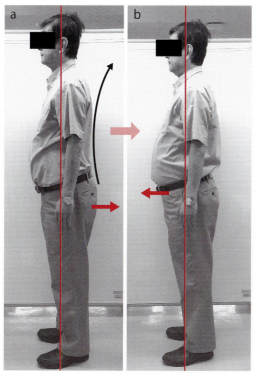
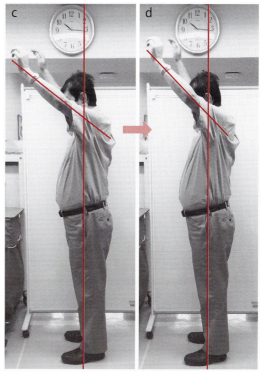

図20　症例
a　訓練前立位姿勢，b　訓練後立位姿勢，c　訓練前上肢挙上，d　訓練後上肢挙上

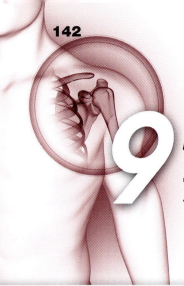

9 肘，前腕，手関節の機能に着目した肩の理学療法

庄司　博

はじめに

　上肢における肩の運動機能は手を適切な位置に運ぶ役目を持っている．肩関節が肩甲骨や肩甲上腕関節により，広い可動性を持っているからこそ，空間上で広く操作できるといっても過言ではない．

　肘および前腕は，手を自分の身体に適切に近づける動作には欠かせない関節である．例えば，食事動作は肘関節の屈曲と前腕の回内・回外という複雑な操作により，食物を口へ持ってくることができる．日常生活動作であるならば，自分の体を洗う，顔を洗う動作にも必要である．筋でいうならば上腕二頭筋の筋力は欠かせないが，上腕二頭筋は肩関節から発生する二関節筋であることを考慮すると，肘と肩の運動は密接な関係を持っているといえる．

　手関節に至っては，肩関節と直接つながる筋は持たないが，肘，前腕とつながる運動を展開し，肘関節の動きにも大きく作用している．

　つまり，上肢における運動は肩から手指にかけて，それぞれつながった構造をもって，上肢の操作を実現していると考えるのが適切であろう．

　本項では，肩関節の運動に必要な肘，前腕，手関節の機能を説明しつつ，肘より遠位からみた肩の機能，上肢の機能について触れ，手，肘の外傷が肩に及ぼす影響などについても説明したい．

1　肩関節の運動に必要な肘，前腕，手の機能

A　連結した筋の構造と運動から考える

　肘関節屈曲に必要な筋は，上腕筋，上腕二頭筋，腕橈骨筋，および円回内筋とされている．肘関節伸展のための筋は上腕三頭筋と肘筋で，上腕三頭筋が主たる筋である．

　上腕二頭筋は起始が肩甲骨，停止が橈骨にあるため，肩関節屈曲にも作用する二関節筋であり，前腕回外時に多くの筋活動を持つとされる．一方，上腕筋は上腕骨前面に起始を持ち，尺骨近位に付着するため，肘関節屈曲には単一の動きを持ち，大きな力を発揮する筋である．

腕橈骨筋は上腕骨外側に起始を持ち，橈骨茎状突起に付着する長い筋であるが，最大回内，最大回外からの回内，回外筋としても働くことが知られている．

上腕三頭筋は長頭が肩甲骨，内側頭，外側頭が上腕骨に起始を持ち，肘頭に付着する．よって，この筋も二関節筋である．

肩関節の屈曲と伸展は上腕二頭筋や上腕三頭筋の収縮速度や力の発揮に有効に機能するであろうし，前腕の回内・回外運動により肘関節運動を調整していると考えられる．

手関節掌屈，背屈筋に関していうならば，長橈側手根伸筋，短橈側手根伸筋は起始部が上腕骨，停止部がそれぞれ第2，第3中手骨底である．橈側手根屈筋は起始部が上腕骨から第2，第3中手骨底で停止する．尺側手根屈筋は上腕骨と尺骨頭に起始部を持ち，第5中手骨底に停止する．手関節運動の筋はそれぞれ肘の屈曲・伸展の補助筋としても働くといわれている[2]．

つまり，上肢各関節運動に関していうならば，単関節に働く筋は上腕筋などごく稀な筋を除き，特有の関節運動を主たる筋として働き，隣接した関節の運動をも補助することによって上肢全体の運動を担い，協調した動作，パターンに依存しない複雑かつ軽妙な動きを実現していると考えられる．

B 手や肘の運動機能の損失から考える

では，主動作筋や補助しているはずの筋が，運動麻痺や外傷により一ヵ所でもその能力を発揮できなくなったとしたら，どのような現象が起きるだろうか．

橈骨遠位端骨折を例に挙げると，制限される関節運動は手関節掌屈，背屈，前腕の回内，回外などである．運動制限が起きた場合，骨折部付近に停止を持つ腕橈骨筋，橈側手根屈筋・尺側手根屈筋，長短橈側手根伸筋などの筋活動は，安静もしくは拘縮によりその活動を妨げられてしまう．

本来，肘関節の屈曲の活動を行っている腕橈骨筋の作用が低下してしまうことや，肘関節の運動に補助の役割を果たしている手関節筋群の機能が不全となれば，肘関節屈曲のために働く上腕二頭筋の過剰な活動が起きる可能性はある．また，回内の制限があれば，上肢を挙上させるために肩関節の外転運動が過剰となり，棘上筋，三角筋前部の過活動が起きても不思議ではない．

手関節の運動制限による連鎖活動が起きることによって，肩周囲，もしくは他の部位に影響を及ぼす可能性もあることを，運動や筋活動から推察する必要があるであろう．

C 空間に対するリーチの役割と運動から考える

上肢の運動で最も頻繁に行われている動作は，手を目的地まで運ぶためのリーチ動作である．リーチの機能は肩関節の屈曲における上下，前方，後方，側方など，広い範囲の空間運動であるが，肩甲帯，肩関節の運動ばかりではなく，肘関節の伸展，前腕の回内外，体幹の動きも大きく関与している．手を遠くまで運ぶ動作をした場合，上肢を伸ばすためには重力に打ち勝つだけの筋力と協調性が必要であるが，その調整の中心となっているのが体幹，胸郭および肩甲骨である（図1）．

腕神経叢麻痺上位型におけるC5・C6損傷による筋力低下が起きれば，当然ながら手の運

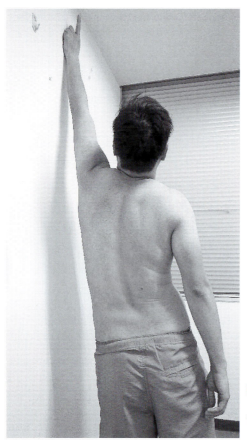

図1　上方へのリーチ動作
より上方へ到達するために肘の伸展，回内，手関節の背屈が起きることと，肩甲骨の外転，体幹の伸展により可動性と固定性を高めている．

動能力があったとしても，リーチの機能は大幅な低下となるのはいうまでもない．

また，仮に肩の運動機能障害がなかった場合でも，肘関節が骨折などの外傷により関節可動域制限となると，リーチの範囲は当然狭くなる．屈曲拘縮30°で前方リーチの減少量は急激に増加し，屈曲拘縮90°になるとリーチ全体の50％が喪失するといわれている[1]．肘関節の可動性の低下は肩関節で補われるものではなく，双方の機能が協調してリーチ動作を実現しているといえる．

2 予測と評価

肘関節，前腕，手関節の運動制限が起きてしまう外傷例は，上腕骨骨折，橈骨遠位端骨折，靱帯断裂，挫滅，腱損傷，末梢神経損傷と多岐にわたる．肩関節，肩甲骨には外傷を負っていない．肘より遠位の外傷例にリハビリテーションを施行していると，肩甲帯機能不全や肩関節機能不全を合併している例を多くみかける．

急性発症時は特に著明な症状が出ていないものの，術後の経過中，肩関節の痛みなど訴えてくる，もしくは気がつかない間に運動制限，肩関節拘縮となってしまう例が多い．外傷部位の治療に捉われ，上肢全体の問題，肩関節および肩甲帯，体幹にまで症状が及べば，治療

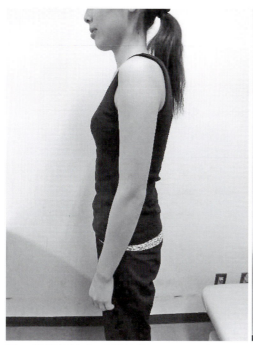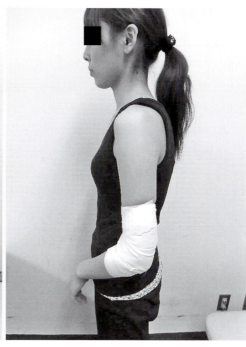

図2 肘関節固定時の上腕骨位置アライメント
肘関節および前腕の固定が作られると，肩関節伸展，内旋が強まる．

期間の延長，後遺症の残存につながることになってしまう．つまり，手指，前腕，肘の損傷は局所症状ではなく，上肢全体のトラブルであると考え，早期から肩の機能障害の予防に努める必要はある．

　肘，前腕，手関節，手部の機能障害によって引き起こされる肩関節機能障害となるパターンはいくつか考えられるが，はっきりとした原因は定かではない．以下は仮説であることを念頭に置いていただき，筆者の経験からは以下のパターンで説明したい．

A　手の不使用による肩関節運動の減少

　手や肘の外傷，神経損傷などによる麻痺で手の使用が減少すると，必然的に肩の運動の必要性が少なくなり，不動となり易い．何らかの目的のために手を使用しなければ，肩の運動量が減少するのはいうまでもないが，上肢の機能は，手を使用することにより目的動作や日常生活動作を遂行するためにある．手がなければ，上肢を使用することはないであろうし，ましてや肩の運動も必要がなくなってしまう．高齢者における筋力低下，廃用症候群，脳卒中や腕神経叢麻痺などによる上肢機能全般の喪失は，肩の機能障害が大きな要因である．

B　安静の肢位不良

　手指の損傷や手関節の骨折などにより行われる手術，それに伴う術後固定での安静は手の使用を減少させざるを得ないが，術後の固定肢位は肩関節には静的な負担となりかねない場合が多い．しかも，期間が2週間〜3週間となればなおさらである．図2，3は，肘関節固定と三角巾を使用した肢位を側面から撮影したものである．前腕を三角巾やスリングといった

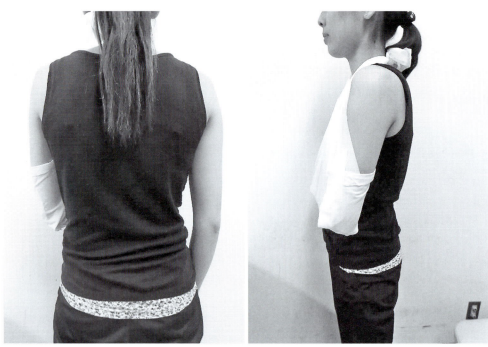

図3 三角巾を使用時の上腕骨・肩甲骨位置アライメント
三角巾固定後肩関節屈曲，肩甲帯はわずかに外転方向となる．

位置で保持することで，肘屈曲，肩関節内転，内旋の位置に固定し，肩甲骨は外転方向に働き易くなる．一見負担のない肢位にみえるかもしれないが，同時に胸郭の運動制限や肩甲骨の運動制限にもつながり，肩関節運動は静的な緊張状態に陥っていると推察される．

C 上肢質量の変化

　手部が高度の挫滅や心疾患，腎疾患といった内部疾患，リンパ・血管系のトラブルに陥ると，浮腫が出現する例が多い．手部，特に手背は最も浮腫をきたし易い部位である．手部や前腕に浮腫が出現すると，上肢の全体の質量に不均衡を生じ易い．上肢そのものは長い肢体で，その質量中心は肘関節にある．前腕手部と上腕により，抗重力活動を行う空間で均衡を保っているわけであるが，遠位（ここでいう手部）の質量が増大すれば，重力に抵抗して，肘関節を屈曲させるか肩関節屈曲，外転の作用を強めて保持しなければならない（図4）．肩関節の静的な保持には棘上筋や上腕二頭筋，三頭筋などの共同した収縮が必要であり，通常よりも過剰な筋活動を引き起こしていることを念頭に置かなければならない．

D 肘，前腕，手関節の関節運動の制限による，肩関節の過剰な代償運動と反復運動

　上肢はその機能から生活の中で常に操作している肢体の一部である．様々な道具などを操作することにより，目的動作を達成しているといえる．感覚，筋活動を調節して使用している上肢がひとたび，その局所に関節運動や筋活動の制限が出たならば，人は何らかの方法や代償運動を行って目的を遂行する．

9 肘，前腕，手関節の機能に着目した肩の理学療法　**147**

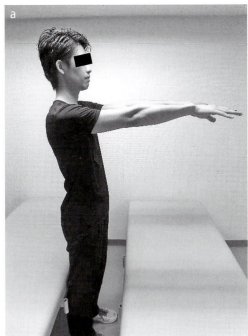
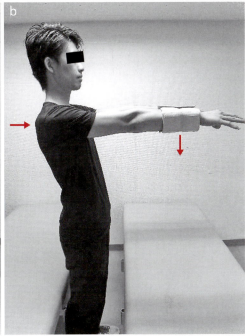

図4　手部の質量の増大に伴う姿勢の変化
a　負荷のない肩屈曲90°の姿勢
b　前腕に重錘（1.5 kg）の負荷を掛けて肩屈曲90°に保持した姿勢
負荷を掛けると肩甲骨挙上と体幹伸展が強まることが観察される．

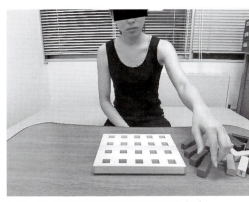
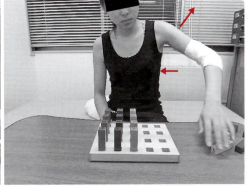

図5　肘，前腕の筋活動に制限を加えた場合
肘，前腕に制限を加えると，机上動作において肩関節内旋，外転の代償動作が出るばかりでなく，体幹の側屈も出現する代償動作が著明となる．

　例えば，上腕筋や上腕二頭筋といった筋は肘関節の屈曲に必要な筋であるが，それらの筋活動が停止するか筋力低下を起こすと，その代償は肩甲骨の挙上，内転，肩関節伸展や外転の動作となって現れ易い（**図5**）．上腕二頭筋は前腕回外の作用ももたらすが，回外の運動は肩関節外旋の運動を伴い易くするため，回外制限が生じる場合は肩関節外旋の制限も強く出易い．つまり，運動の制限は通常使用していない筋を使用する活動となり易いため，徐々に肩に負担を掛けていると考えられる．

E 手の痛みによる合併

頚椎疾患，上肢の複合性局所疼痛症候群complex regional pain syndrome（CRPS）などによる，手の異常感覚（自発的異常感覚，いわゆる「しびれ」や触覚異常）は肩の局所痛を合併することが多い．CRPSについては交感神経の過剰な活性化が原因ともいわれているが，はっきりとした機序は明確となっていない．神経に外傷を伴わないもの（Ⅰ型）と伴うもの（Ⅱ型）に分類されるが[4]，筆者らの経験では，手関節骨折後や手根管症候群などの末梢神経障害における発症もみかけている．

いずれにしても，症状は手部の疼痛，腫脹，浮腫が著明にあり，時期を同じくして肩周囲の痛みを訴える例も多々ある．治療に関しては手の腫れ，浮腫に対する局所症状へのアプローチだけでの治療成立は困難で，肩周囲や全身的なアプローチが必要となる．

3 治療方針の決定

手，肘の外傷などの機能障害により肩の運動機能制限となってしまうことは，治療時間を引き延ばしてしまうだけではなく，患者への負担も大きい．リハビリテーション開始早期から治療終了まで，円滑に行えるように，手の治療について注意すべき点を述べる．

A 手，肘だけ診てはいけない

肘関節脱臼や靱帯断裂，上腕骨遠位の骨折，肘頭骨折，橈骨頭骨折など肘関節損傷，前腕骨骨折，手関節骨折，腱断裂など，手部に近い部分の外傷直後や術後においては安静期間が必要である．しかし，前腕，手部におけるシーネまたはギプス固定は上肢の質量を増大させるものであり，肩への負担は大きい．早期からの肩関節運動機能のチェックとともに，その期間，近関節である肩関節周囲は可能であるならば早期から運動させておきたい．ストレッチング，体操，トレーニングメニューを指導して，拘縮予防，疼痛予防に努めたい．

B できる限り肘関節の可動性は早期に解決したい

肘関節の制限はリーチ動作の制限になることは前述した．通常の三角巾やスリングで固定される場合は，早期から肩甲骨周囲筋のリラクゼーション，関節可動域訓練を，肩関節機能障害の予防の一環として開始できるようにしておくことは必須である．

肘より遠位（手関節，指）における多発外傷，挫滅などの障害が起きた場合，治療の優先課題としては肘関節の制限を早期に取り除くことである．肩への負担を考慮しても重要なポイントである．

C 前腕回内外の制限は肩関節の運動制限につながり易い

手関節の運動は直接的に肩関節の運動制限に左右されることは少ないが，前腕回内外が制限された場合，肩関節の代償動作が診られ易い．また回外に制限がある場合，肩関節外旋の制限を伴い易いため，注意が必要である．肩関節外旋の評価を行う場合，前腕に問題がない

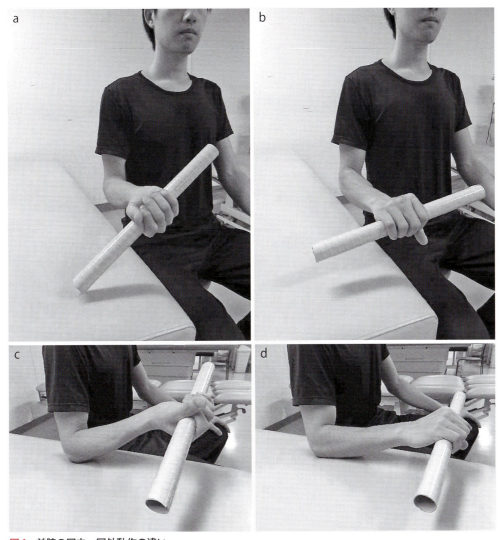

図6 前腕の回内・回外動作の違い
a, bは肘を浮かせた状態での回内外動作．c, dは肘を机上で固定した状態での場合．肘固定しない状態では回外し易いようにみえるが，肩外旋の代償動作の要素が出ている．できれば肘固定として前腕の可動域訓練を行いたい．

か，評価するべきである[3]．手関節骨折の場合，掌屈，背屈の可動域訓練は早期から開始されることが多いが，骨融合の進行から回内，回外の可動域訓練は，時期を遅らせることが多いため，肩関節代償動作を行う期間が長くなり易い．回内外のトレーニングや可動域訓練に関してはポジショニングに注意を払い，肩の代償動作が出現しないようにアプローチしたい（図6）．

D 合併症の出現はいつでも起きることを忘れない

　　CRPSは指の外傷によっても引き起こされる可能性は高く，長期化することを考慮していく必要がある．対象者は知らない間に肩甲帯機能不全となっている場合が多く，痛みが出現

してからセラピストに申告することが多い．手部の腫れを軽減するアプローチをしているにもかかわらず，手部の腫れが長期に及んでいる場合は注意が必要である．また，糖尿病，心不全，がん，関節リウマチ等の内部疾患を持っている対象者は特に注意が必要で，病歴聴取の段階で肩関節の疼痛，五十肩の既往なども含め評価をするべきである．

おわりに

　肩関節運動機能に必要な手，前腕，肘の役割をとりまとめて説明した．肩の運動機能は手をいかに有効に使用するかという観点も重要であるが，上肢全体からみれば，体幹と上肢をつなぐ役目もある．人間が日常生活や作業を行うに際し，肘や手が単独に動いているわけではなく，上肢全体，また体幹，下肢に及ぶまで全ての機能をバランス良く使用していることで身体を機能させていることを念頭に置かれたい．

文献

1) Neumann DA：Kinesiology of the Musculoskeletal System：Foundations for Rehabilitation, 2 nd ed, Mosby, St.Louis County, 2009（Neumann DA著，嶋田智明ほか監訳：カラー版 筋骨格系のキネシオロジー，原著第2版，医歯薬出版，東京，2012）
2) 中村隆一ほか：基礎運動学，第6版，医歯薬出版，東京，2003
3) 山口光國ほか：結果の出せる整形外科理学療法，メジカルビュー社，東京，2009
4) 柴田政彦ほか：CRPSの概念とその治療戦略─肩手症候群を中心に．総合リハ35：699-704，2007

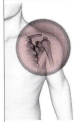

Clinical Case　肩の治療への応用

- 40代女性
- 職　業　主婦，パソコンを使用したデスクワーク
- 診断名　右肘脱臼骨折，橈骨神経麻痺

経　過　肘関節整復固定後7ヵ月目で，神経麻痺に対して腱移行術を施行．肘関節術後から約1年経過し，肘関節は屈曲115°，伸展−30°．前腕回内外に制限はないが，術後より動かしにくさが著明にある．

評　価　肘関節の屈曲，伸展ともに制限があり，静止時でも常に屈曲，回外肢位をとっている状態である（図7）．手関節背屈，母指外転筋はMMT 3．肩甲帯は内転，後退が強く，肩甲上腕関節は常に伸展，外転となり易い．上腕筋の棘上筋部，僧帽筋上部に痛みがある．手部の筋力低下と肘伸展が困難なため，静止立位時でも常に上腕筋，上腕二頭筋，上腕三頭筋，大円筋の緊張が高い．前腕の皮膚表面の張りが強く存在し，長短橈側手根伸筋，尺側手根屈筋の緊張が高い様子が触診できた．また，肩甲骨内転の強さから背部の筋もリラックスできていない状態であり，家事作業，パソコンの使用により代償運動が強いと考え

られた．上肢を挙上してみると，肩関節よりも肩甲帯挙上による代償運動が著明で（図8），肩甲上腕関節の可動制限，上腕二頭筋，三角筋の機能不全が原因にあると判断した．

治療方針

①肩関節に直接アプローチする前に，肘，前腕のアライメント，コンディションを整える．

②上腕二頭筋の短縮と上腕三頭筋の伸張を改善し，肘関節伸展の改善を促すこと．肩甲帯のリトラクションを改善させていくこと．

③前腕の回外肢位は①同様，上腕二頭筋の短縮，手関節筋群の不動と考え，回内位に修正し，肩関節内旋，内転位に保持できるようにすること以上から，肘関節へのマニピュレーション，前腕の筋膜リリースといった徒手によるアプローチをすすめた．

結　果

①前腕回内，手関節背屈位のアライメントが作られることによって肩甲帯のリトラクションが減少し，頚部体幹のアライメントも矯正されている（図9）．

②肩関節外転，屈曲の制限が改善されていることがわかる（図10）．

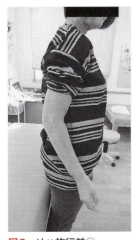
図7　リハ施行前①
肘屈曲と回外肢位となっており，肩関節伸展と外転が強い．

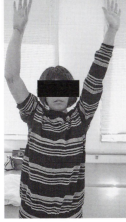
図8　リハ施行前②
右肘の屈曲が強く，肩甲骨による代償運動が強い．

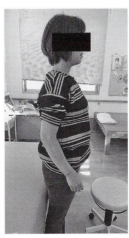
図9　リハ施行後①
体幹も伸展となっていることに注目されたい．

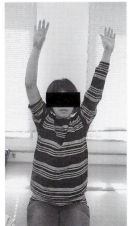
図10　リハ施行後②
肘の伸展が促され，挙上し易くなっている．

ONE POINT ADVICE

知っておきたいヒトの進化と肩―上腕の役割の変化―

中図　健

　ヒトは，上肢を自由に使用する（道具使用，高い所のものを取る）ため，四つ這い歩行から二足歩行へと進化してきた．その姿勢の変化により，上肢の機能的役割が変化していったと考えられる．四つ這いでは，身体を前進させることが上肢の大きな役割であり，上肢に必要な機能は推進力といえる．一方，立位では上腕骨は肩甲骨に吊り下がっている状態となり，上腕の推進力は必要としなくなっている．高い所のものなどを取る際，上腕骨は挙上位を保持する必要があり，重力に抗する筋力と上腕骨頭を関節窩に安定させる力が必要となる．重力に抗するために必要な主要筋はアウターマッスル（三角筋が主）であり，上腕骨頭を関節窩に安定させる主要な筋は腱板筋群となる．

１）四つ這いと二足歩行における必要な筋の違い

　四つ這いの肢位（図1a）をみてみると，上腕骨を求心位に保つため，棘下筋，肩甲下筋の存在は必要不可欠と考えられる．しかし，棘上筋はそれほど大きな役割は持たない．一方，坐位・立位（図1b）の状態では，上腕骨を吊り下げておく必要があるため，棘上筋の存在は必要不可欠といえる．系統発生学的に，棘上筋は三角筋から分化した筋であるといわれている．つまり棘上筋は，四つ這いから二足歩行へと進化した際に発生したと考えられる．

　腱板筋群の中でも，棘上筋は進化後期に発生した筋であるといえる．臨床上，進化後期に発生した機能というのは障害を受け易く，棘上筋に障害がよく発生するのは，進化の過程において必然的であるといえる．術後・炎症中の三角巾下固定中は，棘上筋の吊り下げ機能を障害させないように配慮しなければいけない．つまり，伸張ストレスとなる内転・回旋運動を棘上筋に与えないよう，留意する必要があるといえる．

２）四つ這いと二足歩行における神経走行の違い

　また，姿勢の変化により肩に障害を生じ易くなった原因は，神経の走行（特に腋窩・肩甲上神経）からも窺える（図2）．四つ這い位では，それらの神経は中枢から末梢に向けて真っ直ぐに走行する．そのため，動作時にストレス（牽引・圧迫）を生じにくい．しかし，立位になるとそれらの神経は，身体の腹側から背側へと回旋を伴い走行していることがわかる．臨床上，よく遭遇する肩甲上神経や腋窩神経の牽引・圧迫症状は，挙上位での回旋動作時（オーバースロー動作など），肩甲帯との協調性不良により生じる．このように，二足歩行になったことにより，神経も不合理な走行となり神経症状が生じ易い状態となったことが推測される．

３）まとめ

　このように，ヒトの進化の過程において，肩−上腕の持つ役割も変化していっていることが推測される．我々が日常診療で遭遇する障害は，便利を追求したことによる結果といえる．

知っておきたいヒトの進化と肩─上腕の役割の変化─ 153

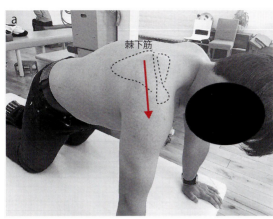
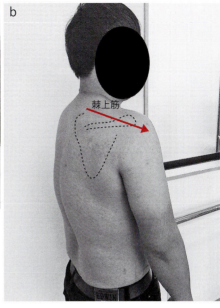

図1 姿勢変化に伴う上腕骨頭求心位保持に必要な筋の違い
a 四つ這いでは，上腕骨を求心位に保つために必要な筋は，棘下筋・肩甲下筋が重要となる．
b 立位では，上腕骨を求心位に保つために必要な筋は，棘上筋が重要となる．

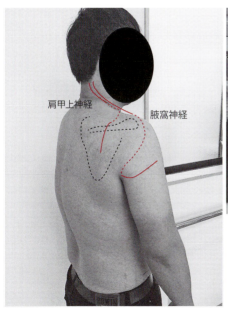
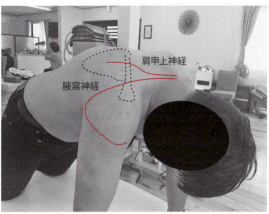

図2 姿勢変化に伴う神経走行（肩甲上神経，腋窩神経）の違い
肩甲上神経は，鎖骨下から肩甲上切痕を通り，棘上筋・棘下筋を支配する．
腋窩神経は，鎖骨下から四辺形間隙（QLS）を通過し，三角筋後部線維から中部，前部線維を支配する．
立位では，肩甲上神経，腋窩神経ともに身体腹側から背側に向けて走行するため，牽引症状を誘発し易い．
四つ這いでは，それら神経は真っ直ぐに走行するため，牽引症状は生じにくい．

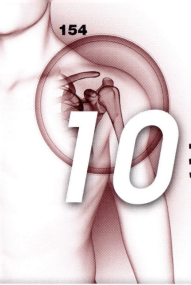

10 投球動作への応用

嘉陽　拓, 田村将希

はじめに

　投球動作は全身の回旋運動と投球方向への並進運動で行われ，下肢から体幹，そして上肢へとつながる運動連鎖により遂行される．理想的な運動連鎖の特徴として，それぞれの身体各分節の運動がピークに達する直前に次の分節への伝達運動が開始され，その連続で最終的に全身の運動エネルギーがボールに伝達される[1]．したがって，それらに関連する身体各部位の機能不全は運動連鎖の破綻を招き，伝達されるエネルギーを低下させる．症例によっては伝達エネルギーの低下を補うために関節へ過剰な負担を掛けてしまうこともあり，特に代償および補償に優れた肩は2次的負担を受ける傾向がある．そのため，投球障害肩の治療は病態部位の機能改善のみならず，他の身体部位の不備から病態部位に及ぼす影響を十分に考慮し，対応することが重要であり，投球動作に悪影響を及ぼす可能性がある身体各部位のあらゆる評価が必要となってくる．本項では，我々が考える投球障害のメカニズムとそれに対する評価，治療の流れを述べていく．

1 投球動作各相の特徴

　投球相は一般的に，ワインドアップ期，早期コッキング期，後期コッキング期，加速期，フォロースルー期の5つの相に分類される（図1）．各相における特徴を述べる．
①ワインドアップ期
　投球動作開始から非投球側の膝が最高位に振り上げられた状態で，その後の動作に及ぼす影響は大きい．支持脚股関節の伸展制限および踏み出し脚股関節の屈曲制限に伴う骨盤後傾により，体幹の非投球側への傾斜や後方傾斜のある症例では，投球方向への重心移動が不十分で，非投球側の肩が早期に開くといった現象が起こり易くなるため，それを補うために上肢に大きなストレスを掛けてしまうことがある．熟練者（プロ，社会人）で非投球側または後方に傾斜したフォームの選手もみられるが，ワインドアップ以降の相では体幹の傾斜が修正され，重心移動，テイクバックにつなげている．修正が可能である場合は個性として捉えても良いかもしれないが，ワインドアップ期以降の相で体幹の傾斜が投球動作に悪影響を及ぼしていると思われる症例に関しては，まず投球方向への重心移動が行い易く，上肢が自由

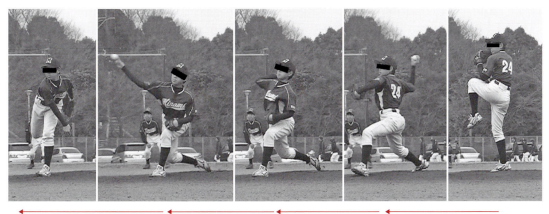

図1 投球相
ワインドアップ期　投球動作開始から非投球側の方向膝の最大挙上位まで
早期コッキング期　最大挙上した脚が投球方向に踏み出し，接地（foot plant）するまで
後期コッキング期　foot plantから投球側肩関節の最大外旋位まで
加速期　投球側肩関節の最大外旋位からボールリリースまで
フォロースルー期　ボールリリース以降，投球動作終了まで

に動かせる，体幹の傾斜が少ない安定した片脚立位からの投球動作の習得が望ましい．

②早期コッキング期

　ワインドアップ期後，振り上げた脚が投球方向に踏み出し接地（foot plant）するまでの相で，骨盤に対し両肩峰を結んだ線の非投球側への回旋がみられる．投球障害で最も疼痛が発生する後期コッキング期から加速期の準備段階であり，下肢を投球方向に踏み出し，体幹を非投球側に捻じる動作を行いながらいかに最小限の力で挙上し，トップポジションにつなげられるか，すなわち，その一連の動作の中で，下肢，体幹が円滑な上肢挙上を行える肢位（骨盤の前傾，体幹の伸展，胸郭の拡張）をとれるかが重要なポイントとなる．

③後期コッキング期～加速期

　前方へ踏み出した脚の接地以降，投球側の肩関節が最大外旋位（後期コッキング期）から加速しボールリリースまでで，最も疼痛が発生する相である．投球側への回旋運動に加え，肩甲骨後傾，肩甲上腕関節外旋から急速に肩甲骨前傾，肩甲上腕関節内旋に移行し加速するため，踏み出し脚の安定性（支持性，可動性）の不備は体幹の肢位（傾斜）に悪影響を及ぼし，肩関節へのストレス増大につながる．また，投球動作開始からさらに加速された力を上肢でボールに伝達するには，投球側上肢挙上位における肩甲骨の安定性が重要となる．挙上位において肩甲骨不安定性を認める症例は加速期で肘を伸展させることができず，肩関節内旋優位の運動を呈し易く，肩関節回旋ストレスに加え，肘関節外反ストレス増強が懸念される[2～5]．

④フォロースルー期

　ボールリリース後は，体幹の回旋と肩甲骨の外転運動により，投球側肩関節後部への急激なブレーキによるストレスを緩衝する．踏み出し脚の支持性の不備や股関節筋群の可動域制限は，骨盤前傾，体幹回旋，投球方向への重心移動を阻害してしまうため，体幹背部から肩関節後部へのストレスは増強する．支持脚の蹴りは重心移動および体幹回旋の補助となる．

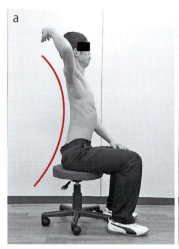 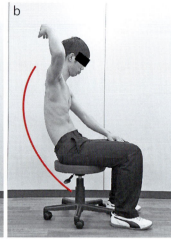

図2 最大外旋時の胸郭・肩甲骨の参加
a 良好例
胸椎伸展・肩甲骨後傾を伴った外旋が可能となると，自然と肘が投球方向へと向き易い．
b 不良例
胸椎伸展・肩甲骨後傾ができないと，肩甲上腕関節のみでの外旋を強いられ，肩肘関節への負担を強め易い．

2　投球動作に必要な上肢機能

　投球動作はシンプルに考えると，上肢を挙上し，投球側へ振り出してボールに力を伝達する動作であり，さらに速度を上げるために全身の回旋と投球側への並進運動を組み合わせている．このように考えると，まずは上肢を挙上し投球側に振り出す運動を円滑に行える機能を備え，加速し振り出される上肢を支えている肩甲骨が，土台としての機能を十分に備えているかは押さえておきたい．例えば，投球動作は片脚または開脚立位において円滑な上肢挙上運動が要求されるにもかかわらず，直立位，坐位，臥位の状態においてさえも上肢挙上が不十分な症例は少なくない．また，挙上位での上肢の負荷運動で，下垂位と比較して著明な低下を示す症例も多く認められる．よって，上肢挙上において肩甲骨の可動性（内外転，上方回旋，前後傾）が十分か，またそれらの運動を円滑に行うために必要な骨盤の前傾，体幹の伸展（胸椎の伸展方向への運動），胸郭の拡張が十分か，挙上位でしっかりと力が入るか等の評価は重要項目と考える．

　投球動作中に肩・肘関節に加わるストレスが増大する相は，後期コッキング期から加速期へ移行する瞬間と，ボールリリースの瞬間の2つあると報告されている[6]．それぞれの相で，上腕骨頭が関節窩に求心位を保持し，肘の外反ストレスを軽減させることができるような身体機能が必要となる．後期コッキング期では肩甲上腕関節が最大外旋する．この時に，体幹伸展・肩甲骨後傾を伴った肩甲上腕関節の外旋が行えないと，肩甲上腕関節のみでの外旋を強いられることになり，肩甲上腕関節へのストレスを増大させ易い（図2）[7]．ボールリリースは加速期の終点であり，加速期での運動の結果，ボールリリースの肢位を決定していると考えている．ボールリリースで良好な上肢肢位をとるためには，肘伸展を主動作とし，肩内旋・前腕回内の複合運動を協調的に生じさせる必要がある．

　筆者らは，この2つの相を想定した肢位での筋力評価を行い，肩関節複合体の安定性の評価と治療を行っている．具体的な評価方法とアプローチを以下に示す．

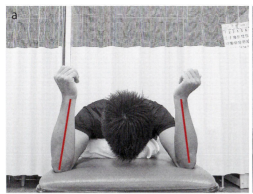 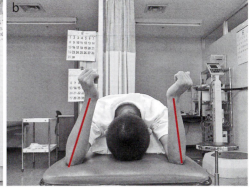

図3　zero ER（腹臥位での評価）
a　ゼロポジションでの外旋位保持良好例
非投球側と同程度の外旋角度となる．
b　ゼロポジションでの外旋位保持不良例
非投球側に対し投球側の外旋位保持ができず，投球側の外旋角度が小さい．

3 評　価

A ゼロポジション近似肢位での外旋筋力（zero external rotation：ER）

　　ゼロポジション近似肢位での肩外旋位は，後期コッキング期から加速期へ移行する際の肘伸展のための準備肢位であると報告されている[8]．当院で野球選手に対し調査を行ったところ，野球肘群では非投球側に対し，投球側ではゼロポジションでの外旋筋力は有意に低下するという結果であった．この肢位で外旋筋力が低下すると，肘関節の運動軸を投球方向に向けることができない．その結果，肘関節を伸展できず，肩関節内旋を多用した投球フォームとなり易い．

　　評価は，腹臥位と立位で行う．腹臥位で行う場合は，腹臥位肘立て位（puppy position）での外旋位保持が可能かどうかを評価する．この時，非投球側と比べて外旋角度が小さい場合や，運動の支点となっている肘関節の位置がずれたりする場合は，ゼロポジションでの外旋位保持不良と判断する（図3）．立位で行う場合は，まず肩関節を他動的にゼロポジションでの外旋位をとらせる．さらに，内旋方向への抵抗をかけて代償動作を起こさずに保持可能か確認する．立位で評価を行う場合は，全身に代償動作が生じ易い．ゼロポジションでの外旋筋力が低下している場合の代表的な代償例として，肩水平外転による代償や肩甲骨下制による代償などが挙げられる（図4）．

B ゼロポジションでの肘伸展筋力（zero release）

　　加速期では，肘関節は伸展方向に運動し，ボールリリースに至る．この時，上腕三頭筋の筋活動は生じるものの，肘関節は能動的に伸展しているのではなく，下肢・体幹が回旋する

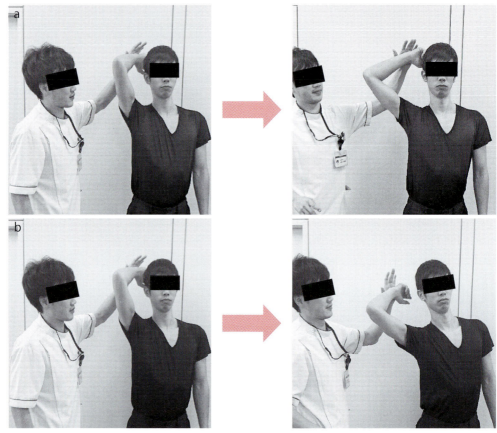

図4 zero ER（立位での評価）
a 水平外転による代償
抵抗に対して外旋位を保持できず，水平外転を使って代償してくる．
b 肩甲骨下制による代償
抵抗に対して外旋位を保持できず，肩甲骨を下制させて代償してくる．

ことにより生じる遠心力によって，受動的に伸展させられている．同時に，遠心力による伸展トルクに抗するために，生体内では肘屈曲トルクを発生させている．よって，上腕三頭筋の筋活動は肘関節の伸展運動に作用しているのではなく，ボールリリースで肘関節を伸展位に保持するために活動していると考えられる[9]．

投球障害患者ではzero releaseを十分に発揮できない症例は多い．特に，最終伸展域での肘伸展筋力を発揮できていない．筆者らが行った調査では，野球肘患者のzero releaseでは，最終伸展域での肘伸展筋力は最大筋力に対して約60％まで低下していた．一方，肩・肘に痛みがない野球選手の低下率は約80％であり，両群間で有意な差を認める結果となった（表1）．つまり，投球障害患者は肘屈曲位では伸展筋力を発揮できるが，肘伸展位では伸展筋力を発揮できないような身体状況となっている[3,4]．

zero releaseを発揮できない状態となると，ボールリリースで肘伸展位を保持できず，肘屈曲位となり易い．加速期で肘伸展を主動作とした運動ができないと，肩関節内旋を主動作とした投球フォームとなる．結果として肩内旋トルクや肘内反トルクの増加を招き，肩・肘

表1　zero release

	健常群	野球肘群	p
最大筋力が出現する肘屈曲角度(°)	38.8±18.6	57.0±11.8	<0.01
最大筋力に対する最終伸展域での肘伸展筋力(%)	79.2±14.0	56.8±17.2	<0.01

最大筋力が出現する肘屈曲角度は健常群で約40°，患者群で約60°であった．また，最大筋力に対する最終伸展域での肘伸展筋力は健常群で約80%，患者群で約60%であった．
健常群の方が，肘伸展位に近い状態で最大筋力が出現し，かつ最終伸展域まで伸展筋力の維持が可能である．

関節への負担を強め易いと考えている．

　zero releaseを発揮できない典型的な代償例として，肘関節は伸展できずに肩内旋の運動を行うパターンや，空間上の肘位置を保つことができず，肘位置を下げながらの肘伸展となるパターンがある(図5)．どちらの場合も十分に肘伸展を行うことはできない場合が多い．

C　ゼロポジション近似肢位での内旋筋力 (zero internal rotation：IR)

　この肢位での内旋筋力は，後期コッキング期から加速期へ移行する瞬間に慣性による外旋トルク(外的トルク)に抗するために発生させる内旋トルク(内的トルク)を十分に発揮するために必要である．この肢位での筋力が不足すると，体幹回旋による代償が出現し易く，体幹の側方傾斜を強めたフォームとなり易い(図6)．

　筆者らが健常人を対象に行った調査では，zero IRとzero releaseとの間には相関を認めており，加速期で協調的な肩内旋と肘伸展を行うために，zero IRは必要と考えている．

D　回内筋力

　加速期で前腕に生じる運動は回内運動である．後期コッキング期からボールリリースにかけて，前腕は回外位から回内位方向へと運動していき，ボールリリースではおおよそ回内外中間位となる[10]．肩，肘に愁訴を有する者は回内運動が十分に生じず，ボールリリースにおいて前腕回外位となり易い．回内筋力を十分に発揮できない患者は，前腕回内の代償として，肩内旋を多用し易い(図7)．

E　肩甲骨周囲筋力

　加速期で生じる上肢の運動は，全て肩挙上位で生じる．このため，上肢の土台として肩甲骨が機能するためには，上方回旋位で固定されることが重要な因子となる．肩甲骨の上方回旋や後傾の可動性が不足すると，ゼロポジションをとることが難しくなる．また，肩甲骨の可動性が十分にある場合でも，肩甲骨の固定性が不十分であると，徒手抵抗に対し上方回旋位を保持することができない．肩甲骨が不安定な状態では上肢の土台として機能できないため，遠位関節で筋力を十分に発揮できない状態となる(図8)．つまり，下肢・体幹で生み出されたエネルギーを効率的に指先へ伝達できないことになる[11, 12]．

　以上のように，肩甲骨の可動性と固定性をチェックし，徒手的な肩甲骨の誘導や固定の有無で，A〜Dの筋出力の変化や疼痛の増減を評価することが重要である．徒手的に肩甲骨を介助することで，筋出力の向上や疼痛の軽減などがみられる場合は，肩甲骨の機能低下が疑わ

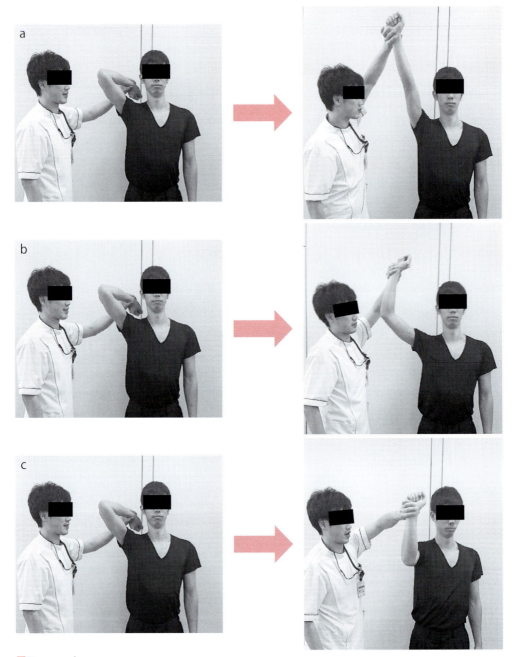

図5 zero release
a 良好例
b 抵抗に対して肘を伸展できず，肩内旋で代償する．
c 抵抗に対して肘を伸展できず，肘の位置を下げて代償する．

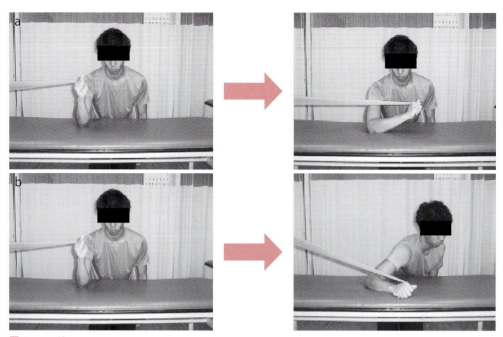

図6　zero IR
a　良好例
b　抵抗に対して肩を内旋できず，体幹回旋で代償する．

れる．肩甲骨は胸郭上を運動するため，胸郭の形状を変化させることによって運動方向を変化させることが可能となる．さらに，胸郭の形状や運動は下部体幹や下肢の安定性に影響を受ける．以上から，下肢や体幹が肩甲骨にどのような影響を及ぼしているかを考えながら評価を行っていくことが必要である．また，肩甲骨を介助しても，筋出力の向上を認めない場合には，肩甲上腕関節自体の問題や遠位関節の問題など，肩甲骨以外の機能低下が疑われる．

4　治療方針の決定

　評価の項目で紹介したA〜Eの評価を代償なく，正確に行えるようにすることがそのまま治療に直結する．ただし，A〜Eにおける動作をそのまま治療に用いるのではなく，肩甲骨・体幹・下肢の影響を考えながら，適切な肢位で行えるように工夫が必要である．
　さらに，前述したように肩甲骨機能は非常に重要な因子となる．肩甲骨は下肢・体幹からの影響を強く受ける．そこで，下肢・体幹を含めた肩甲骨機能訓練を実施している（図9）．

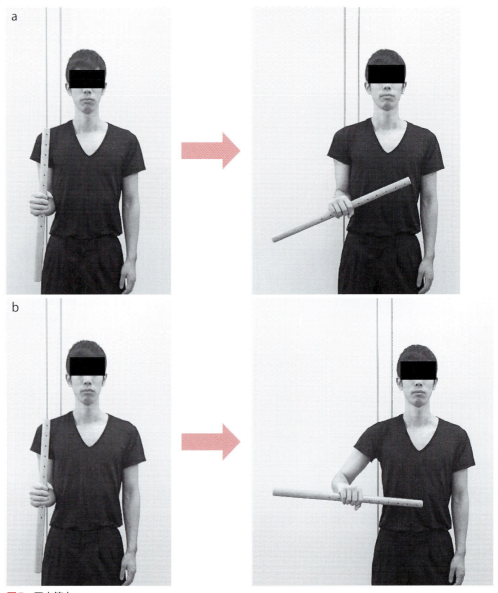

図7 回内筋力
a 良好例．肘が動かずに回内可能．
b 前腕のみで回内できず，肩内旋で代償する．

おわりに

　投球障害患者に対して理学療法を行う上では，選手一人一人が大事にしているものを尊重する姿勢が大事だと考えている．投球動作の押し付けや，「肘を上げろ」「開くな」「突っ込むな」など野球用語での指導に終始するのではなく，身体機能面から「肘下がり」や「開き」や「突っ込み」の要因を探るセラピスト側の努力が必要である．

10 投球動作への応用　163

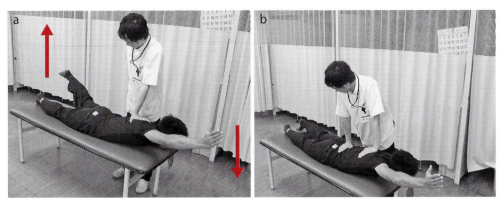

図8　肩甲骨の筋力評価
a　体幹固定なし
体幹固定不良の場合，肩甲骨周囲筋の筋力評価時に下肢の動揺が生じることが多い．
b　体幹固定あり
体幹を固定した状態で肩甲骨周囲筋の筋力評価を行うと，筋出力の向上を認める場合が多い．この場合，体幹の機能低下のため肩甲骨で発揮できる筋力が低下していると推察できる．

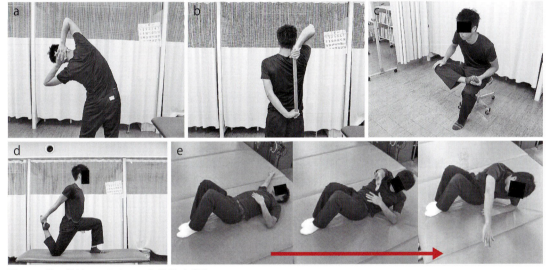

図9　下肢・体幹へのセルフエクササイズ例
a　広背筋ストレッチ
b　上腕三頭筋ストレッチ
c　大殿筋ストレッチ
d　大腿直筋ストレッチ
e　腹斜筋エクササイズ

文献

1) 筒井廣明ほか：投球障害肩―こう診てこう治せ，メジカルビュー社，東京，2004
2) 千葉慎一ほか：小・中学生の野球肘患者におけるゼロポジション外旋筋力評価の意義．日肘関節会誌 12：73-74，2005
3) 田村将希ほか：肩関節挙上位における肘伸展筋力の検討．日肘関節会誌15：S31，2008
4) 田村将希ほか：肩関節挙上位における肘伸展筋力の検討―投球動作との関連性―．日肘関節会誌21：S56，2014
5) 嘉陽　拓ほか：野球肘患者の投球側肩関節肢位の違いによる肩関節外旋保持能力について．日肘関節会誌18：S47，2011
6) Fleisig GS, et al：Kinetics of baseball pitching with implications about injury mechanisms. Am J Sports Med 23：233-239, 1995
7) 宮下浩二ほか：投球動作の肩最大外旋角度に対する肩甲上腕関節と肩甲胸郭関節および胸椎の貢献度．体力科学58：379-386，2009
8) 山口光國ほか：投球傷害肩におけるゼロポジション外旋筋力評価の意義―ボール投げ上げ動作に見られる特徴との関連―．肩関節28：611-614，2004
9) Fleisig GS, et al：Biomechanics of the elbow in the throwing athlete. Operative Techniques in Sports Medicine 4：62-68, 1996
10) 嘉陽　拓ほか：投球動作のトップポジションからボールリリースにおける前腕回内外運動について．日肘関節会誌14：167-168，2007
11) Kibler WB：The role of the scapula in athletic shoulder function. Am J Sports Med 26：325-337, 1998
12) Cools AM, et al：Rehabilitation of scapular dyskinesis：from the office worker to the elite overhead athlete. Br J Sports Med 48：692-697, 2014

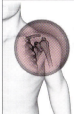

Clinical Case　肩の理学療法への応用（図10）

- 大学1年生，ピッチャー
- 診断名　インターナルインピンジメント

問　診　後期コッキングで肩後方に痛みあり．日常生活動作（ADL）上は疼痛なし．

痛みの再現　肩外転角度90°未満での外旋強制で疼痛出現．外転角度が90°以上での外旋で疼痛は減弱したが残存．さらに，肩甲骨上方回旋を徒手的に介助しながら外旋することで疼痛はなくなった．

機能評価　肩甲骨の可動性低下と上方回旋位での固定性低下が認められた．これらは下部体幹の不安定性により，肩甲骨周囲筋が作用しにくい状態となっているためであると考えられた．その結果として，zero ERに低下が認められていた．

治療方針　zero ERの出力を向上させるためには，肩甲骨の可動性と固定性向上が必要であった．肩甲骨機能を低下させている原因が下部体幹の不安定性であったので，下部体幹の不安定性を解消するために，腹斜筋トレーニングを行った．

結　果　体幹に対するアプローチを行ったところ，zero ERの筋出力向上を認めた．投球フォームでは体幹伸展を伴ったlate cockingを作ることが可能となり，ボールリリースでは肘を伸展させることができるようになった．その結果，疼痛が出現することなく投球可能となった．

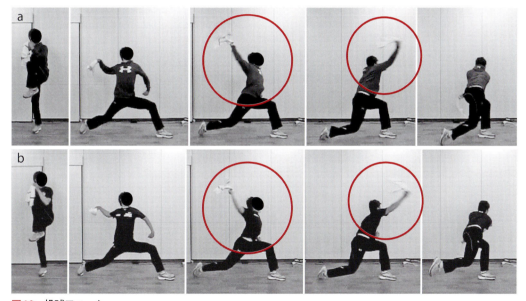

図10　投球フォーム
a　訓練前の投球フォーム
zero ERが不十分で，後期コッキング期で十分に外旋位をとれていない．ボールリリースでも肘屈曲位となっている．
b　訓練後の投球フォーム
体幹伸展を伴った後期コッキング期を行えるようになり，肩関節複合体での外旋が大きくなってきている．その結果，ボールリリースで肘伸展位となってきている．

ONE POINT ADVICE

知っておきたい投球時の肩関節と肘関節に加わるストレス

田中　洋

1）投球動作と投球障害

投球動作中の上肢は高速運動を行う．最も運動変化の大きい肩内旋では，6000 deg/s 以上を示す[1]．これは秒針が一つ進む間に，長針が約17回転することに等しい．肘伸展では2900 deg/s 以上を示す．このような高速運動を頻繁に繰り返す野球投手の肩や肘は，最も障害が起き易い部位である．

野球投手の肩や肘には，一球ごとに大きな機械的ストレスが加わる．投球動作中に肩や肘に痛みを訴える選手のほとんどは，上肢が急激に加速/減速される後期コッキング相から減速相にかけて症状を訴える（図1）[2,3]．これらの相では特に大きなストレスが肩や肘に加わる（図2）[4,5]．これらのストレスは，球速が速ければ速いほど増加するが，球速の割にストレスが大きいこと，解剖学的に脆弱部位へ加わるストレスが大きいことが問題となり，それは多くの場合，適切ではない投球メカニクス（運動のタイミングや量）が関係する．

2）関節運動のタイミングによって肩に加わるストレスが変化

投球動作は全身の各関節が相互に作用し連動すべき運動であり，それぞれの関節には「伝達」「増幅」という役割と，他の関節運動の「補助」という役割があるだろう．肩の運動に注視すれば，その特徴は180°にも達する「外旋」である（図3a）．この「見かけ上の肩外旋」は，投球側の股関節伸展，胸椎の伸展，肩甲骨の後傾や上方回旋，肘外反などが加算されて，つまり各関節運動が

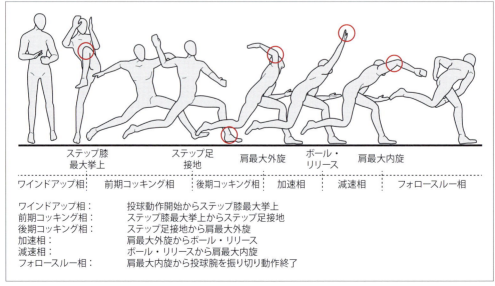

図1　投球動作の特徴時点と位相分類（文献3より引用）

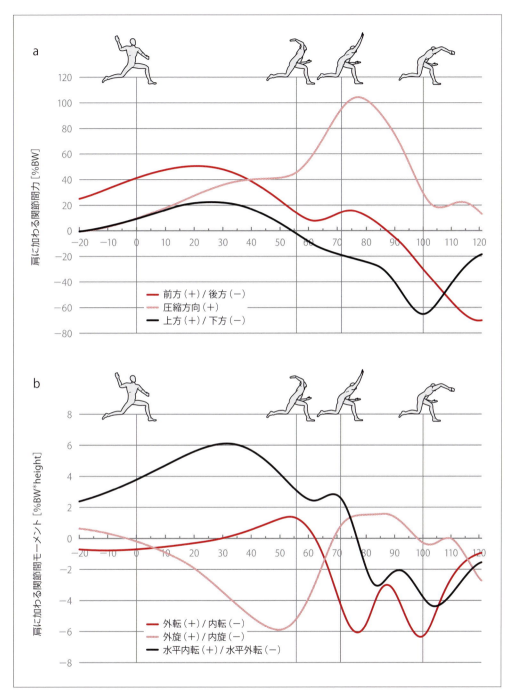

図2 成長期投手（11〜18歳）の肩に加わる平均的なストレス（ステップ足接地時を0%とし肩最大内旋時を100%として時間規格）
a 肩に加わる関節間力，b 肩に加わる関節間モーメント
関節間力と関節間モーメントは近位セグメントから遠位セグメントに加わるものである．関節間力は関節面と軟部組織を含む肩関節全体に加わる力となる．関節間モーメントは関節まわりのモーメントの総和である．そのため，実際の各筋がそれぞれ関節まわりに発揮しているモーメントとは異なる．

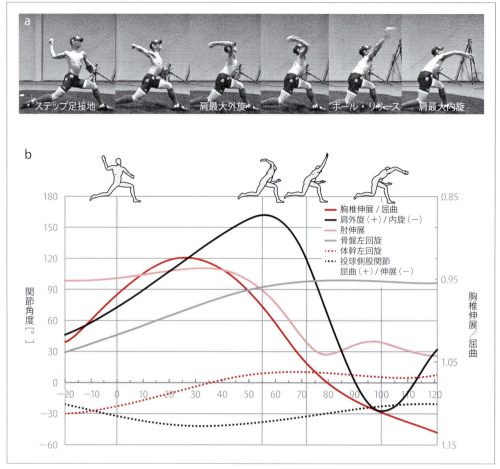

図3 成長期投手（11〜18歳）の投球動作中の関節運動の経時的変化（ステップ足接地時を0％とし肩最大内旋時を100％として時間規格）
a 後期コッキング相にみられる「見かけ上の肩最大外旋」
b 胸椎伸展／屈曲，肩外旋／内旋，肘伸展，骨盤回旋，体幹回旋，投球側股関節屈曲／伸展の経時的変化
見かけ上の胸椎伸展／屈曲では，数値が小さくなれば（グラフでは上方）胸椎が伸展することを表し，数値が大きくなれば（グラフでは下方）屈曲していることを表す．股関節は骨盤に対する，体幹は骨盤に対する，肩関節は体幹に対する，肘関節は上腕に対する姿勢を表す．

相互に作用し連動することで成り立っていると考えられる．実際に投球動作中の各関節運動の経時的変化をみると，骨盤左回旋，体幹左回旋，胸椎伸展，肩外旋が順次みられる（図3b）．そして，胸椎屈曲，肘伸展，肩内旋，前腕回内と続く．これらのことから，投球腕は下肢から始まる各関節運動のタイミングによって「振られるもの」と考えられる．

関節運動のタイミングや量は，肩や肘に加わるストレスの大きさや方向を変化させる．特に，肩内旋モーメントや肘外反モーメントとは投球障害と関連性が高いとされるが，これらの極大値と球速には，高い相関関係はみられない．したがって，これらのストレスを低減するような投球メカニクスを明らかにすることは，障害予防の観点から重要である．ここでは，10歳から18歳までの投手にみられる平均的な特徴を部分的に記載する．

運動のタイミングに着目すると，前期コッキング相後半でステップ足接地を基準とした体幹が早期に回旋（肩が開いている）した場合，後期コッキング相前半での肩前方と肘内側に加わる関節間力が増加する傾向にある．

運動の量に着目すると，前期コッキング相での肩外旋，体幹のグローブ側への側屈，肘屈曲のそれぞれが過大である場合，その後の肘外反モーメント（肩最大外旋の直前に出現）が増加する傾向にある．また，前期コッキング相の肘の位置においては，肘下がりよりはむしろ肘上がりの方が，肘内側に加わる関節間力が増加する[6]傾向にある．前期コッキング相での肘下がりの投手は，胸部に対して頭部の回旋が大きい（顔がキャッチャーを向いている）傾向にあり，これは頭部の過度な回旋によって投球側の肩甲帯（肩甲挙筋，僧帽筋，斜角筋など）が緊張することで，投球側の肩外転が制限されると考えられる．そして，前期コッキング相において下方への重心移動量が多いと，肘外反モーメントが増加する傾向にある．

３）まとめ

投球動作には実に様々なパターンがある．100名の投手がいれば，100通りの投げ方が存在する．成長段階の程度によっても投げ方が異なってくる．投球動作に関わる時，コンディショニング，筋力，可動性はもちろんのこと，基本的な必要条件である投球メカニクスであるかを確認した上で，平均的な投げ方に収束させることなく，その選手にとっての最適解を探すことが，パフォーマンス向上や投球障害の治療・予防に関して重要となる．もちろん，投球動作を定量的に評価することは，日々の練習と同様に行うべき項目の一つであると考える．

文献

1）田中　洋ほか：投球動作のバイオメカニクスと投球障害．臨スポーツ医29：47-54，2012
2）信原克哉：肩－その機能と臨床－，第4版，医学書院，東京，349-415，2012
3）田中　洋ほか：モーションキャプチャ・システムを用いた投球動作解析の障害予防への応用．臨スポーツ医33：46-50，2016
4）田中　洋ほか：臨床応用を目的とした投球動作解析システムの開発．日整外スポーツ医会誌32：179-186，2012
5）田中　洋ほか：投球動作と肩関節後方の柔軟性との関係．日整外スポーツ医会誌33：176-183，2013
6）田中　洋ほか：投球動作におけるステップ足接地の肘下がりは動力学的パラメータに影響するか？　日整外スポーツ医会誌，37：46-52，2017

（執筆協力者：新潟大学工学部福祉人間工学科　林　豊彦，信原病院・バイオメカニクス研究所　乾　浩明，二宮裕樹，信原克哉）

索 引

数 字

3D-to-2D レジストレーション法 38
　——の限界　38
45°外転抵抗テスト　36

欧 文

abdominal hollowing　96
apprehension test　28
ASLR　98
Bankart lesion　19
belly press test　22
Bennett 骨棘　16
C-C メカニズム　24
coracoid impingement sign　27
drop arm sign　22
end feel　30, 79
glenohumeral rhythm　26
gliding　26
Hawkins test　22
Hawkins impingement sign　27
heel height difference　122
Hill-Sachs lesion　19, 20
hip-spine syndrome　116
　——の分類　117
Hornblower's sign　23
knee-spine syndrome　115
lift-off test　22
lumbar lordosis congruity　96
modified crank test　4, 23, 28
Neer's test　22
Neer インピンジメントサイン　55
neutral 化　77, 85
O'Brien test　23
painful arc sign（有痛弧徴候） 66, 67
pelvic angle　94
pelvic tilting test（矢状面）　103,

104
pelvic tilting test（前額面）　103, 105
peribursal fat　19
rolling　26
scapula Y　16
scapula-45 撮影法　16
scapular plane 上 45°外転位　68
scapulo-humeral rhythm　60
screw-home movement［評価］ 122, 124
setting phase　30, 61
Speed's test　23, 27
sulcus sign（下方不安定性）　28, 29
T-view 撮影法　16
Trendelenburg 肢位　125
Trendelenburg 徴候　127
Yergason['s] test　23, 28
zero ER　157, 165
zero IR　159, 161
zero position　61
zero release　158, 159, 160

あ 行

アウターマッスル　152
アライメント　30
アンクル・ストラテジー　11, 12
安静時痛　35
安定化機構　40
痛み　5
　——の再現　3, 13
一側上肢挙上時の骨盤運動と姿勢 変化　136
インターナルインピンジメント 28, 165
インピンジメント　71
インピンジメント症候群　55
インピンジメントテスト　66, 67

烏口肩峰弓　25
烏口肩峰靱帯　27
烏口上腕靱帯　24, 29
うねり状の胸郭形態　75
運動学的基本立位肢位　94, 106
運動軌跡　56
運動軸　35
運動のタイミング　169
運動療法　13
運動連鎖　118
腋窩神経　152
腋窩長軸像　19
円背姿勢　131

か

回外制限　147
下位胸郭　72
外旋　129
回旋筋力　12
外旋［抵抗］テスト　31, 68
外側縦アーチ　120
外転運動時の骨盤移動と姿勢変化 135
外転時の棘鎖角の変化　52
外転時の肩甲骨周囲筋の活動　50
外転時の肩鎖関節と胸鎖関節の 協調運動　47
外転時の鎖骨の運動　44
外転抵抗テスト　30, 33
回内筋力　159, 162
外腹斜筋　80
解剖学的関節　2
カウンター動作　118
下角　56
下降運動角度と肩甲骨の運動の 関係　62
下肢・体幹へのセルフエクササイ ズ　163
下肢機能［評価］　11, 126

下肢における運動連鎖　116
下肢の運動機能軸　102
荷重支持機構　90, 91
下垂位抵抗テスト　36
加速期　155
片脚保持　125
下腿の傾斜　137
肩関節90°屈曲テスト　81
肩関節以遠の関節の影響　33
肩関節運動の特徴　2
肩関節外旋の制限　147
肩関節可動域制限　127
肩関節挙上時の棘下筋の張力の
　変化　63
肩関節周囲炎　110
肩関節水平外転テスト　82
肩関節内外旋中間位　68
肩関節複合体　2, 24
　——による代償・補償　3
　——のアライメント　65
肩腱板断裂（損傷）　37, 71, 141
肩すくめ　15
肩内旋モーメント　168
肩に加わる関節間モーメント
　167
肩に加わる関節間力　167
寛骨傾斜　96
関節運動の制限　146
関節窩　20, 42
関節間力　169
関節上腕靱帯　24, 30
関節唇　24
関節包　24, 25, 29
　——の機能　33
　——の緊張　33

き

機能診断　21
機能的関節　2
機能的支持基底面　114
機能評価　3, 4, 13
ギプス固定　148

仰臥位　138, 140
胸郭・肩甲帯アライメントの変化
　116
胸郭アライメント　75
胸郭運動の3パターン　74
胸郭形状　72
胸郭後面　10, 131, 134
　——の形状と肩甲骨の運動
　　方向　129
　——の形状変化　130
胸郭前面　10
胸郭側面　131, 134
　——の形状変化　130
胸郭のneutral化　87
　——に有効なポジショニング
　　86
胸郭の可動性　15
胸郭の形状　10, 129
胸郭の左右非対称性［パターン］
　85, 87
胸郭の左側方偏位　73
胸骨　10
胸鎖関節　2, 8, 45
　——の運動　46
胸椎後弯　131
胸椎後弯位　110
胸椎後弯角　128
胸椎伸展運動の獲得　110
棘下筋　25
棘鎖角　51
棘上筋　25
距骨下関節　119
挙上位　35
挙上運動角度と肩甲骨の運動の
　関係　62
挙上抵抗テスト　6
距腿関節　119
筋硬度　61
筋収縮による疼痛誘発テスト　68
筋内腱　34
筋の収縮痛　35

く

屈曲運動時の骨盤移動と姿勢変化
　135
屈曲拘縮　144
屈曲時の棘鎖角の変化　52
屈曲時の肩甲骨周囲筋の活動　50
屈曲時の肩鎖関節と胸鎖関節の
　協調運動　46
屈曲時の鎖骨の運動　44
クランクシャフト運動　40
訓練選択のためのフローチャート
　14

け

頚椎の機能解剖　112
結節間溝に対するストレステスト
　4
結節間溝部　28
肩甲下筋　25, 83
肩甲胸郭関節　2
　——の可動域評価（外転時・屈
　　曲時）　7, 48, 49
　——の機能　32
　——の機能低下　7, 32
　——の機能不全　6, 14, 33, 36
　——の機能を考慮したテスト
　　6
肩甲胸郭関節内面での適合様式
　78
肩甲挙筋　59
肩甲棘　57
　——の基部　51
肩甲棘三角　56
　——の軌跡による評価　58
肩甲棘内側端　41
肩甲骨アライメント　73, 87
　——の評価　77
肩甲骨運動の確認　66
肩甲骨運動評価の実際　58
肩甲骨下角　54
肩甲骨挙上運動　82

肩甲骨周囲筋　8
　——の評価　51
肩甲骨上角　51
肩甲骨上方回旋　57, 59
肩甲骨の運動面　10
肩甲骨［等］の可動性　64, 66, 71
肩甲骨の機能低下　159
肩甲骨の筋力評価　163
肩甲骨の固定　35
肩甲骨の固定性　159
肩甲骨の反応　5
肩甲骨面上　7, 61
肩甲骨面上45°外転位　33, 35
肩甲上神経　152
肩甲上腕関節　2
　——の可動域評価　4
　——の水平内転テスト　80
　——の内外旋中間位　33
肩甲上腕リズム　60, 63, 69
肩甲帯機能不全　18, 149
肩鎖関節　2, 8, 45, 56
　——と胸鎖関節の協調運動
　　47
　——に対するストレステスト
　　4
　——の運動　45
肩鎖関節中間位の確認方法　52
肩鎖関節内障　15
腱板下部組織　37
腱板機能訓練　14
腱板機能低下　14
腱板機能不全　5, 18, 31
腱板筋群　152
腱板損傷　5, 31
腱板断裂　19
腱板の機能評価　5
腱板の収縮痛　31
肩峰下impingement sign　27, 37
肩峰下インピンジメント　30, 31
肩峰下インピンジメント症候群
　16
肩峰下滑液包　25

こ

後外側路（posterolateral path）
　26
後期コッキング期　155
後足部　119
後退　8
後頭隆起　137
広背筋椎骨部　84
後方関節唇　20
股関節屈曲運動　123
股関節屈曲テスト　102
股関節伸展　64
骨盤　11, 12
　——の移動と姿勢の変化
　　133, 134
　——の運動と脊柱の運動
　　131, 132
　——の傾斜　137
　——の後傾　110, 133
　——の前傾　131, 133
　——のティルティング　15
骨盤機能　140
骨盤挙上テスト　100
骨盤傾斜と脊柱弯曲の変化（屈
　曲・伸展・側屈）　103
骨盤前傾運動の獲得　110

さ　行

坐位　138
坐位姿勢と肩甲骨の関係　113
最大外旋　156
鎖骨　10
　——の回旋角度　43
　——の上方傾斜　9
　——のシルエット　52
　——のポジション　53
鎖骨後退角　43
左右非対称形状　72
四角腔　21
耳垂から下ろした直線　135
姿勢維持　91

姿勢観察　63, 93
姿勢調整　134, 141
姿勢と動作の観察　65
姿勢評価　137
姿勢変化に伴う上腕骨頭求心位保
　持に必要な筋の違い　153
姿勢変化に伴う神経走行の違い
　153
姿勢保持　59
姿勢保持機構　90
姿勢を変えることによる上肢機能
　の評価　138, 139
自動運動ROM　126
舟状骨の高さ　121
重心移動能力　114
重心線　117
術後固定　145
手部の質量の増大に伴う姿勢の
　変化　147
手部の腫れ　150
上位胸郭　72
上位肋骨の回旋運動　81
小円筋　25
上肢挙上に伴う身体各部位の動き
　（肩関節外転・肩関節屈曲）
　92
上半身質量中心　112
　——と頚椎の病態運動　113
上方傾斜　8
正面像　16
上腕骨頭アライメントの評価　79
上腕骨の方向指示器　42
上腕二頭筋　84, 142
上腕二頭筋腱損傷　32
上腕二頭筋長頭腱炎　28
上腕二頭筋長頭腱に対するストレ
　ステスト　27
ショックアブソーバー　40
神経根障害　113
身体質量中心点の視覚的評価　94
身体重心　117
水平面における上腕骨頭アライメ

索引 **173**

ント　78
静的姿勢の観察　135, 136, 137, 138
脊柱　41
脊柱弯曲角　128
ゼロポジション近似肢位　157
ゼロポジションでの外旋筋力　157
前額面での姿勢観察　138
前鋸筋　49, 80, 83
前傾　12
仙骨角　94
前方移動　8
前方回旋の誘導　76
前方からの観察　52
前方関節唇　20
前方不安定性テスト　28
前方路（anterior path）　26
前腕回内外　148
早期コッキング期　155
僧帽筋横行部　81
僧帽筋下行部線維　82
僧帽筋下部線維　49
僧帽筋上部線維　49
側方 pelvic tilting＋肩甲骨挙上テスト　103
側方からの観察　53
側屈筋力　12

た 行

体幹アライメント　128
体幹回旋筋　11
体幹機能　9
　──の進化の過程　91
体幹機能低下　10
　──の影響の有無を判断するプロセス　108
体幹機能評価のプロセス　108
体幹筋力　11
体幹固定　8, 9
体幹上部・肩甲帯との分離性　103
体幹上部−肩甲帯の協調性テスト

100
体幹側屈筋　11
体幹の可動性評価　100, 101
体幹の伸展筋　11
大胸筋　82
　──の運動関与　79
代償　32
代償運動　146, 151
大腿部の水平内外転テスト　99
大転子　137
大転子位置　123
第 2 肩関節　2, 25, 37
　──へのストレステスト（impingement sign）　4, 27
単純 X 線　16
長軸像　19
治療プログラム立案の［ための］フローチャート　70
治療方針立案までの流れ　13
手関節骨折　149
手関節の運動制限　143
投球相　154
投球メカニクス　166
橈骨遠位端骨折　143
橈骨神経麻痺　151
等尺性外転抵抗運動　30
等尺性抵抗運動　5
動態解析　38
動態撮影　38
疼痛誘発テスト　4
動的姿勢［の］評価　137, 139
徒手筋力テスト（MMT）　8, 71

な 行

内外旋抵抗テスト　35
内旋　129
内旋［抵抗］テスト　31, 68
内側縦アーチ　120
　──の機能評価　122, 123
内部疾患　150
二関節筋　142

は 行

廃用症候群　145
パッド挿入　127
反復性肩関節脱臼　19
膝関節伸展制限評価　124
膝立ちバランス　125
肘外反モーメント　168, 169
肘関節の制限　148
肘伸展筋力　158
肘脱臼骨折　151
肘や前腕部の機能低下　34
肘より遠位の外傷例　144
評価−アプローチ−再評価のプロセス　108
病態診断　3, 21
フォロースルー期　155
腹横筋機能の評価　96
腹横筋収縮コントロール　97
複合性局所疼痛症候群（CRPS）　148
腹直筋の収縮　97
浮腫　146
不動　145
浮遊肋　72
変形性関節症　16
ポジショニング　85
補償動作　124
ボールリリース　156, 165

ま 行

見かけ上の肩外旋　166
問診　3, 13

や 行

夜間痛　35
有痛弧徴候　21
有痛弧テスト　22
腰椎アライメントパラメーター　93
腰椎傾斜角　94
腰椎前弯　64, 131

腰椎前弯角　93, 128
腰部の抗重力伸展［運動］機能
　103
横アーチ　120

ら 行

理学療法プログラム　13
リーチ動作　143
立位　138

―――での上肢挙上動作と姿勢
　の変化　134
リトルリーグ肩　16
菱形筋　81
肋横突関節　75
肋椎関節　72
　―――の柔軟性　74
肋骨回旋テスト　82, 83, 84

肋骨形状の特徴　77
肋骨前方回旋量の評価　76
肋骨の後方回旋　74
肋骨の前方回旋　74

わ 行

ワインドアップ期　154

検印省略

運動のつながりから導く肩の理学療法

定価（本体 4,000円＋税）

2017年 4 月23日　第1版　第1刷発行
2018年12月19日　　同　　第4刷発行

編　者　千葉 慎一
発行者　浅井 麻紀
発行所　株式会社 文 光 堂
　　　　〒113-0033　東京都文京区本郷7-2-7
　　　　TEL　(03)3813 - 5478 (営業)
　　　　　　　(03)3813 - 5411 (編集)

© 千葉慎一，2017　　　　　　　　　　印刷・製本：真興社

乱丁，落丁の際はお取り替えいたします.

ISBN978-4-8306-4554-9　　　　　　　　Printed in Japan

・本書の複製権，翻訳権・翻案権，上映権，譲渡権，公衆送信権（送信可能化権
　を含む），二次的著作物の利用に関する原著作者の権利は，株式会社文光堂が
　保有します.
・本書を無断で複製する行為（コピー，スキャン，デジタルデータ化など）は，
　私的使用のための複製など著作権法上の限られた例外を除き禁じられています.
　大学，病院，企業などにおいて，業務上使用する目的で上記の行為を行うことは，
　使用範囲が内部に限られるものであっても私的使用には該当せず，違法です.
　また私的使用に該当する場合であっても，代行業者等の第三者に依頼して上記
　の行為を行うことは違法となります.
・ JCOPY 〈出版者著作権管理機構 委託出版物〉
　本書を複製される場合は，そのつど事前に出版者著作権管理機構（電話 03 -
　5244 - 5088，FAX 03 - 5244 - 5089，e-mail：info@jcopy.or.jp）の許諾を得てください.